古典に学ぶ鍼灸臨床

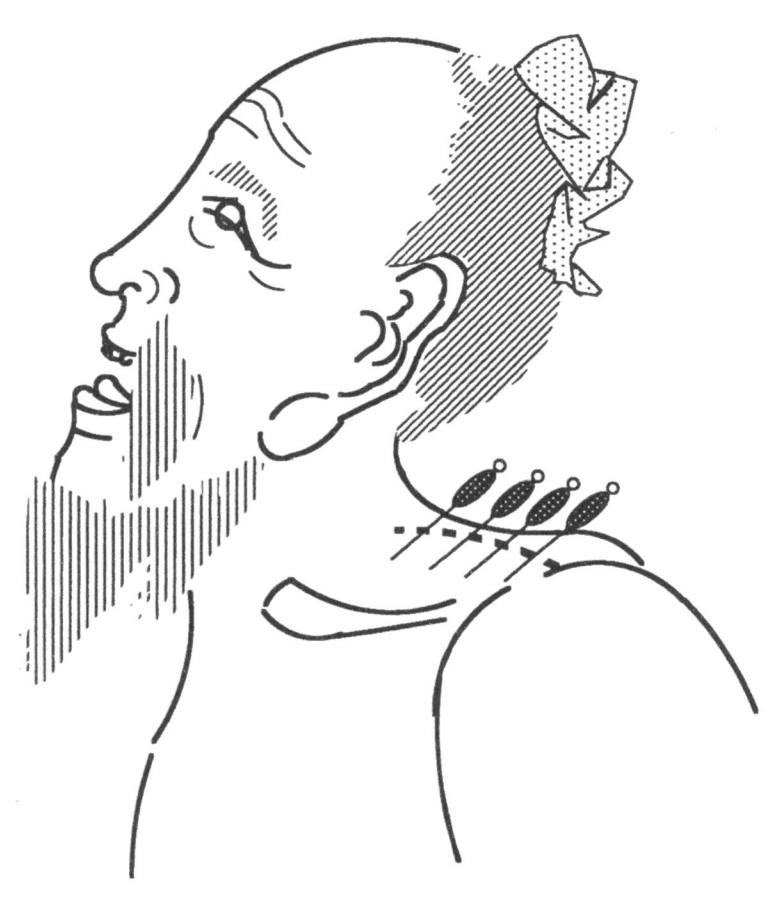

筑波技術短期大学鍼灸学科
和久田 哲司 著

はじめに

　桜雲会は創立１２０年を迎えました。それを記念事業の一環として点字使用の視覚障害者の先生方が執筆された図書を編集し、活字図書として出版しています。本書はその中の一冊として平成１５年１０月より平成２２年５月まで２７回に渡り「鍼灸の世界豊桜」に連載された「古典に学ぶ鍼灸臨床」を再編集したものです。
　本書の症例は著者が筑波技術大学で教鞭を執られているときに鍼灸治療を求めて来院された患者を古典に則って治療された症例を基に執筆された著書です。

　平成２３年１２月

　　　　　　　　　　　　　　社会福祉法人　桜雲会

目　次

序章
　　日本に見る古典鍼法　・・・・・・・・・・・・・・・1
　　1　鍼術を行うに当たって　・・・・・・・・・・・2
　　2　本治と標治の刺入法　・・・・・・・・・・・・5
　　3　古典治療の原理　・・・・・・・・・・・・・・8
第1章　「腰痛」に関する臨床的考察　・・・・・11
　　1　古典医術に見るその診断と治療　・・・・11
　　2　古典医術に見る「腰痛」・・・・・・・・・11
　　3　臨床実践から見た腰痛発生のタイプ　・・13
　　4　腰痛に対する治療　・・・・・・・・・・・・15
　　5　まとめ　・・・・・・・・・・・・・・・・・・16
第2章　本態性高血圧症と古典鍼法　・・・・・・19
　　1　生活習慣病としての高血圧　・・・・・・・19
　　2　古典に見る本態性高血圧症　・・・・・・・20
　　3　高血圧症のタイプ　・・・・・・・・・・・・22
　　4　鍼治療の実際　・・・・・・・・・・・・・・23
第3章　糖尿病と古典鍼法　・・・・・・・・・・27
　　1　糖尿病とは　・・・・・・・・・・・・・・・27
　　2　古典に見る糖尿病　・・・・・・・・・・・・28
　　3　糖尿病に対する鍼治療の実際　・・・・・・30
第4章　頭痛に対する鍼治療　・・・・・・・・・37
　　1　頭痛の病因　・・・・・・・・・・・・・・・37
　　2　古典医学に見る頭痛の分類　・・・・・・・39
　　3　鍼治療の実際　・・・・・・・・・・・・・・40

4　一般的注意事項・・・・・・・・・・・・・44
第5章　自律神経失調症・神経症に対する鍼治療・・47
　　　1　自律神経失調症・神経症・・・・・・・・・47
　　　2　古典医学に見る自律神経失調症・神経症・・48
　　　3　鍼治療の実際・・・・・・・・・・・・・・50
　　　4　自律神経失調症・神経症に対する
　　　　　鍼治療の効果・・・・・・・・・・・・・・52
第6章　アトピー性皮膚炎に対する鍼治療・・・・57
　　　1　アトピー性皮膚炎の概要・・・・・・・・・57
　　　2　皮膚科に見るアトピー性皮膚炎の治療・・58
　　　3　古典医学に見るアトピー性皮膚炎・・・・59
　　　4　アトピー性皮膚炎の古典理論からの分類・61
　　　5　アトピー性皮膚炎の鍼治療・・・・・・・63
　　　6　アトピー性皮膚炎の鍼治療の実際・・・・66
　　　7　古典鍼法の再検討・・・・・・・・・・・68
第7章　皮膚疾患に対する鍼治療・・・・・・・・71
　　　1　古典に見る皮膚疾患・・・・・・・・・・71
　　　2　皮膚疾患の病因からの類別・・・・・・・72
　　　3　皮膚疾患に対する鍼治療・・・・・・・・73
　　　4　掻痒と枯燥に対する古典鍼法・・・・・・77
第8章　風邪症候群に対する鍼治療・・・・・・・79
　　　1　古典に見る風邪症候群・・・・・・・・・79
　　　2　かぜのタイプ・・・・・・・・・・・・・80
　　　3　鍼灸治療法・・・・・・・・・・・・・・81
第9章　花粉症に対する鍼治療・・・・・・・・・85
　　　1　アレルギーと花粉症・・・・・・・・・・85
　　　2　花粉症のタイプ・・・・・・・・・・・・86

3　鍼灸療法　・・・・・・・・・・・88
　　　4　最近の「温溜穴」の症例から　・・・89
第10章　生理痛に対する鍼灸治療　・・・・・・・91
　　　1　月経と生理痛　・・・・・・・・・91
　　　2　生理痛の病理　・・・・・・・・・92
　　　3　生理痛のタイプ　・・・・・・・・92
　　　4　鍼灸治療法　・・・・・・・・・・93
第11章　頚背痛（いわゆる「肩こり」に対する
　　　　鍼治療・・・・・・・・・・・・・・97
　　　1　古典医術から見た頚背痛とは　・・97
　　　2　頚背痛の臨床的分類　・・・・・・99
　　　3　頚椎症に伴う頚背痛　・・・・・・103
　　　4　肩こり、頚肩腕部障害　・・・・・109
　　　5　併用する治療と予防の運動法　・・115
第12章　心不全に対する鍼治療　・・・・・・・123
　　　1　心不全　・・・・・・・・・・・123
　　　2　古典に見る心不全　・・・・・・124
　　　3　鍼治療　・・・・・・・・・・・125
　　　4　心不全に対する古典鍼法　・・・128
　　　5　腰痛・頚肩部痛を訴えていた症例　・・128
　　　6　考察とまとめ　・・・・・・・・132
第13章　鬱症に対する鍼治療　・・・・・・・・135
　　　1　現代医学に見る鬱症　・・・・・135
　　　2　古典に見る鬱症　・・・・・・・137
　　　3　中医学に見る鬱症　・・・・・・138
　　　4　気鬱の解消が基本　・・・・・・140
　　　5　理療カウンセリングの方法　・・・141

6　古典医学とホリスティック医学 ････145
　　　7　症例 ･････････････････････146
第14章　喘息に対する鍼治療 ･････････････153
　　　1　古典に見る喘息 ･････････････153
　　　2　咳嗽と痰 ･･･････････････････154
　　　3　漢方に見る喘息のタイプ ･･････156
　　　4　鍼灸治療法 ････････････････157
　　　5　症例「気管支喘息」に対する鍼治療 ･･･158
　　　6　治療経過と結果の症例 ･････････164
第15章　めまいに対する鍼治療 ･････････････171
　　　1　眩暈とは ･･･････････････････171
　　　2　眩暈の原因 ･････････････････171
　　　3　眩暈の分類 ･････････････････173
　　　4　鍼灸治療法 ･････････････････174
　　　5　良性発作性頭位眩暈症（BPPV））について･176
参考図書･････････････････････････････186

(4)

序　章

日本に見る古典鍼法

　中国数千年の歴史を誇る鍼術は、現行においては現代科学の思想に基づく手法や中国伝統技術を新たに構成する中医学、さらに我が国に伝来後、独自に発展してきた古典鍼法など、様々な形で臨床実践が試みられて、その実を上げているところである。

　しかし、今日の趨勢は学としての鍼灸の客観化・中医学の台頭や感染防止等の現代化によって取り扱い簡便なディスポーザブル(使い捨て)のステンレス鍼や中国鍼の硬鍼が多く用いられるようになり、伝統的な柔軟性のある金鍼・銀鍼等の軟鍼の使用がおろそかになりつつある。

　元来、日本に育ってきた中国医学は、近世初頭に中国から田代三喜(1465-1537年)が修得して持ち帰り(明応7年)、曲直瀬道三(1507-94年)が全国に普及したものであった。再受容された漢方医療は、後世派といわれる李東垣(1180-1251年)、朱丹渓(1281-1358年)の提唱した、いわゆる李朱医学であった。李朱医学の基本的な姿勢は、『内経』『難経』の考えを重視して、古典理論に基づき患者の身体を比護しつつ体力を増進して自然治癒力を高めて病に対処しようとするものであった。当時のわが国の医を志す者は、この理念

を忠実に再現しようと実践してきた。鍼術においても鉄鍼より銀鍼、金鍼が用いられ、なるべく細くすることによって、より理念に即した微妙な鍼治効果が得られるよう努めてきた。江戸中期になると実証的傾向の強くなって、吉益東洞の「万病一毒論」(1760年)なども表われ、鍼術の世界においても菅沼周桂の『鍼灸則』(1766年)のような臓腑・経絡経穴の理論を採らず、もっぱら70穴を用いて局所反応に応じた鍼術も展開されるに至った。しかし、日本に育った鍼術の底流には李朱医学的精神が根強く受け継がれ、今日の日本の鍼術の特性の基となっている。

　そこで、我が国の古典鍼法に基づき折りにふれて行ってきた臨床実践を踏まえて、これらの治療効果と実際を今日の現代医学を横目に見ながら紹介しようと思う。

　先ず、江戸時代に先述された鍼灸書を参考にして、臨床実践を通して汲み上げてきた刺鍼の手法の実際を示すこととする。

1　鍼術を行うに当たって

　中医学では鍼治を行うに際し、治神(術者側の患者に対する精神)と守神(患者が術者に信頼を寄せる受診の態度)が重視されるように、我が国の古典鍼術においても施術者と患者との関わりに意が図られてきた。

岡本一抱は『鍼灸抜萃大成』(1698年)の四知論の末に古人言葉を借りて、

　　「それ医は仁愛のひとにあらずんば、頼むべからず。いにしえ
　　医の仁をなす者は、専らして人を救うにあり。」

と、医を行う者は、病人を見れば自らが病むごとく思い、医を求められた時は遠近、風雨、貧富を問わず直ちに出向くような恵み深い心なることの大切さを説いている。

　また、本郷正豊は、『鍼灸重宝記綱目』(1718年)に、

　　「まず、我が志を正しゅうして病者に心を向けて、思を鍼に
　　うつし、目を外へふることなく、人と物語せず慎むべし」

と、術者の心を正して患者の治療に専念することを先ず心得と述べる。

　同じく、葦原検校英俊も『鍼道発秘』(1831年)の中で、

　　「およそ鍼を用る者はまず我心を定め、次に病人の心をと
　　るべし。すでに、鍼を刺すの時、例え辺りにいかようなこと
　　ありとも、これに気を動かす事なく、ただ一筋に鍼を守り、
　　つつしんで療治をなさば、万病癒えずという事なし。
　　妙なるかな、鍼の道、其の術真に微にして、その味わい
　　きわまりなし。」

と、術者の構えとして一心不乱に病に対すれば、万病癒えずということはなく、鍼の味わい深いものであると、その深淵さを説いている。

　更に、杉山検校和一は、『杉山流三部書』(1600年代後半)に

　　「内経に鍼のみ人を殺すというは、実に深意あって存す。
　　何を以て言うとなれば、宝命論に謂えることあり、深き淵臨
　　むが如く、手に虎の尾を握るが如く、神、衆物を営ずる
　　ことなかれ、此れ王冰の所謂、工巧にして以て妄りに用ゆ

> 　　べからざるが故なり。」
> と、鍼の術は幽玄、微妙にしてその神髄は得難いものであると、鍼の姿勢を明らかにする。

　これらの言は、何れも鍼は単なる物理的刺激ではなく、施術者自らが心を正して、患者の病邪に対し、一心に意を尽くせば思わぬ功名を得るとするものである。こうした心持ちは、現今においては科学的立場からすれば精神主義的な誇りは免れないとしても、鍼にはその様な態度が脈々と流れていることを心すべきである。現代の「インフォームド・コンセント（説明・同意）」の患者の心を重んずる姿勢が400年以前からあったと言えよう。

> 葦原検校が以下に提唱する、
> 　「やはらかに鍼をさし入れ、是にしたがふごとく、蚊などの止るがごとく至して、その術をかろく柔和にして、久しく是をとどめ、養のうて、気をととのふ、これ毫鍼の法なり」
> と述べ、微妙な刺激を目指す日本独特の「大補法」としての毫鍼の刺法である。

　これに比して中国の「得気」を得る手法は、

> いわば葦原検校が言う、
> 　「員利鍼は…たとえば腰へたつる鍼、手足へ響く其かたちいなづまのごとく、花火のごとし、又、久しくとゞめて進退するときは、其気の往来する事、炮玉のはっするがごとし、その響き総身へ通ず、その術誠に妙なり」

> と、補と瀉を利用した刺激的な員利鍼の手法に匹敵すると解せよう。

2 本治と標治の刺入法

1．押手

　中医学での刺入法には、片手刺入法と両手刺入法との2種類があるが、我が国においては常に両手刺入法であって、その押手の原則は「強からず弱からず鍼抜くまで押手動かさゞるものなり」である。

　各経穴に対する標治法の押手は、いわゆる満月あるいは半月の押手、または補瀉迎随の押手でよく、局所の状況に応じて直刺あるいは斜刺を行う。

2．刺手

　本治と標治法の刺手は気の動きを感知するのに古くから押手側の変化が強調されるきらいがあるが、ここでは刺手に感ずる抵抗感によって邪気の程度を感知しうる刺法を示す。

　右手示指の中節を直角に曲げ、更に示指端と母指とが直角に交わるようにする。この示指腹と母指腹の間に鍼の龍頭を示指に添うように入れる（写真 1-1 刺手）。

　そして、鍼尖を押手によって皮膚面に接触させ、刺手の示指と母指で静かに撚り下すのである（写真 1-2 押手と刺入）。

　撚り下すにあたっては、鍼尖が皮膚面に接触した時点よ

り半回転（180度以内）で抵抗（邪気）を感じながら左右に
旋撚（せんねん）し下すのである。

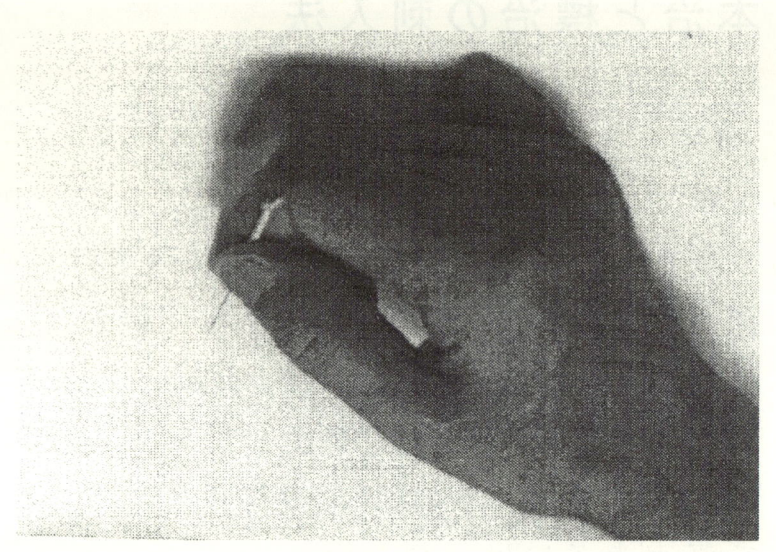

写真1－1 刺手

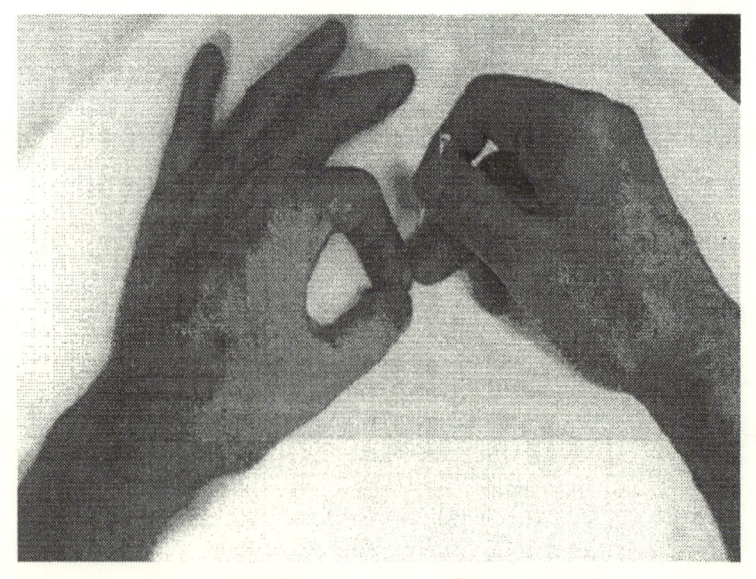

写真1－2 押手と刺入

この刺手法は細鍼の柔らかさを生かすもので以下の三つの利点が挙げられる。
① 龍頭のみを持って刺入するため、鍼の弾力性を利用して刺入できること。
② 龍頭を直角に持つため、力が龍頭方向に抜け無用な力が鍼尖にかからないこと。
③ 龍頭を横より軽く持って旋撚するため龍頭の表面をスライドして無理の力が入らないこと。

3．穴の刺入法

> 葦原検校は毫鍼の刺法として、
> すでに鍼二、三分ほどくだらば、一分ほど引きあげ、一寸もくだらば五分も引あげ、鍼さきのかかるをかんがへ、…」

と述べているように、常に旋撚をしながら邪気・正気の状況に従い進退させ徐々に刺入していく。このとき邪気は鍼尖に微妙な抵抗感として感知でき、邪気が去り、正気がめぐってくれば、鍼は何の抵抗感もなくスムーズに刺入できる。従って、鍼が楽に刺入できるようになれば、それ以上刺入する必要がなく、刺入しやすくなれば、かえって抜去に移ればよいのである。

　撚り（旋撚）については、

> 杉山検校が、
> 「撚りを一大事とす、補瀉あり生死を知る。気を降すには左の方

> へ撚り、気をのぼすには右の方へ撚る、心に蓮の糸を持ち鉄石を撚り抜くが如く手の内を柔らかにして順と逆とを考へ撚るときは万病癒ずと云うことなし。」

と、柔らかに左右に旋撚における刺法の大事を説く。更に、

> 本郷正豊は管鍼の部で、
> 「鍼をはぢき下して管を抜き、右の食指、大指にて撚り下す、下さずして撚りにて大方のはよし」
> と、下さず大方よしと言うが、これは本郷が太めの鍼を用いて一息に切皮するためで、切皮程度の深さでその場において撚るのみで気を動かすことができると言うのである。

4．抜去

どの穴所においても邪気下して正気が潤えば、即ち鍼尖の抵抗感がなくなれば抜去する。抜去時においても旋撚しながら引き上げ、その際、鍼に別れを惜しむような抵抗を感じた場合は、再び戻して抵抗感がなくなったことを確認して抜去する。抜去直後には鍼孔を閉じる操作が必須である。

3　古典治療の原理

鍼治療は、日中ともに当然その源泉を同じくし、尽きるところは本治をなして標治を行う。また、標治を成すにし

ても本治を考慮に入れてこれを施す。これは、古代中国における経絡と経穴の発展過程をみても知れることである。『足臂十一脈灸経（そくひじゅういちみゃくきゅうきょう）』や『陰陽十一脈灸経』（秦の時代）は、本治の源流とも解することができ、また、『史記』の扁鵲列伝（へんじゃくれつでん）の秦越人（しんえつじん）が用いた経穴の初めとされる「三陽五会（さんようごえ）」の鍼治は、標治法の源流とみることができる。

　これらが次第に相まって、現今の経絡経穴に基づく鍼灸治療や病症系による湯液（とうえき）療法の本治と標治が、二大治療大系として成立したものと考えられる。

　従って、古典理論を踏まえて鍼灸臨床に当たっては、この本治的標治的精神を生かして行くことが肝要である。

『メモ』

第1章 「腰痛」に関する臨床的考察

1 古典医術に見るその診断と治療

　「腰痛」を主訴とする患者は、日常遭遇する疾患の中では非常に多い。腰痛の原因は種々に分類されているが、これらが単独に発症するのではなく、いくつかの要因が複合して起こる病症である。これらのうち「鍼灸治療を求める腰痛患者」は基質的に決定的障害があって外科的処置を要するような重症型と言うよりも軽度な基質的変化、若しくは機能的異常としてみることの出来る中・軽症のものと言える。とは言っても、「腰痛」を訴える状況は痛みの範囲、痛みの程度など様々で多様性に富み、現在でもなお不明な点の多い症候である。そこで、日常の診療から軽・中症型と目される「腰痛症」に関して、古典医術での取り扱い、臨床的立場から診た発生タイプならびに治療について示すこととする。

2 古典医術に見る「腰痛」

　現今においては腰痛症をその発生原因から、構築性起因、筋・筋膜性起因、外傷性起因、椎間内症（椎間板ヘルニヤ

・変形性腰痛症)、内臓性起因および心因性起因等に分類されている。

> 古典医術においては『素問』脈要精微論扁第十七に「腰は腎の府」とあり、「諸々の腰痛は腎に属す」とする。さらに『万病回春病因指南』(1695年)には
> 　「腰は上　大躰を載せ、下も両足を連ねて身の大関節なり。
> 　故に諸経の病ここに属りて腰痛せしむることあり」
> とあり、『素問』の刺腰痛扁第四十一には諸経の腰痛を論じ、その刺法を述べている。また『霊枢』刺節眞邪第七十五に
> 　「腰脊は身の大関節なり」
> と同じ解釈があり、
> 　「腎液、不足して骨髄乾燥する時は関節利すること能わず
> 　　して腰痛せしむ」
> と腰痛の本態は「腎虚」にあると説明する。
> 江戸時代の文献『杉山三部書』(1680年頃)、『鍼灸抜粋大成』(1698年)、『万病回春病因指南』、『鍼灸重宝記』(1718年)および『鍼灸則』(1767年)などの「腰痛」では上記『素問』『霊枢』の理論を基本としている。

　古典医術における「腰痛」は様々な要因で発生するが、単なる局所的な病変ではなく腎機能低下という全身状態から見た症状の一つと見る。従って、その治療法の基本は全身のバランスとしての腎系統の強化にある。

3 臨床実践から見た腰痛発生のタイプ

　『鍼灸重宝記』には「腰は一身の大関、六経の懸る所」として発生状態から三陰三陽の6種類のタイプに分類する。筆者は、これらのうち日ごろ診療によく遭遇し鍼灸古典鍼法が治効するタイプとして太陽の腰痛（「うなじ・せな・しりに引き背中重し」）と少陰の腰痛（「張り、弓のごとく黙々として心悪し」）と言われる比較的慢性腰痛について、その臨床所見から次のような4タイプに分類する。脊柱の一部に発生した変形は次第に前彎や後彎を助長するようになる。

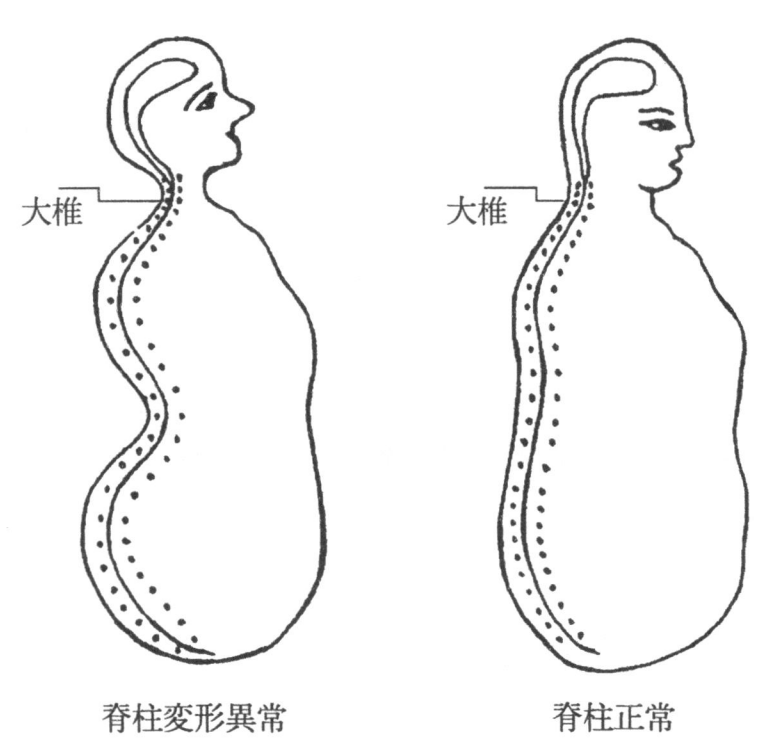

脊柱変形異常　　　　　脊柱正常

図 2-1 脊柱変形異状

特に第5腰椎の過伸椎(かしんつい)は胸椎部の後彎・頚椎部の前彎を引き起こし歪(ゆが)みは全身に広がっていく（図2-1）。

(1) 背痛型腰痛

　　腰部の前彎に伴い胸椎部の後彎が強く見られるために中・下位胸椎部の経穴付近（第7から第11椎）に痛みが発するもので、特に上位腰椎部の疼痛は内臓に起因していることが多い。

(2) 第5腰椎型腰痛

　　第5腰椎が前方に変位し腰部下方が前彎するので第5腰椎の上下の棘間に圧痛が著明に現れる。症状の悪化につれ患側の大腸兪・腰眼・腰痛臀部点・環跳(かんちょう)、更には大腿および下腿の外側（胆経）に放散するものである。腰痛臀部点の位置は上後蝶骨棘(ちょうこつきょく)より外方一寸を通る垂直線と後方の蝶骨稜から下方一寸を通る水平線との交点を目標とし、診断点・治療点として有効である（図2-2）。

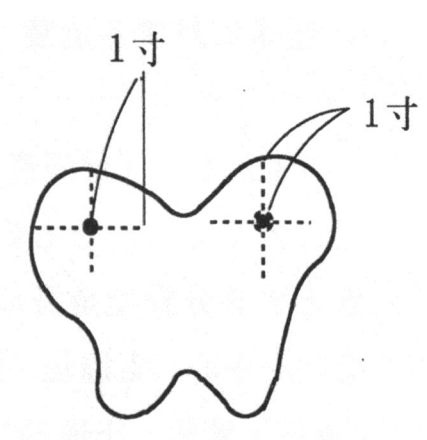

図 2-2　腰痛殿部点

X線所見ではL4・L5間の変形あるいは椎間板ヘルニアを認めることが多い。

（3）坐骨神経痛型腰痛

　仙骨後面の次髎・中髎・胞肓・秩辺等より臀溝中央、以下坐骨神経の経過中（膀胱経）に現れ、いわゆる坐骨神経痛に伴うものである。

（4）混合型腰痛

　上記の（1）～（3）が混合して発するものである。

4　腰痛に対する治療

　以上示した「腰痛症」は腎虚証の慢性型で中・高齢者に多く見られるものである。従って古典医術の得意とする分野で全身の気血の流通を改善すると共に脊柱を中心（督脈経・膀胱経・胆経）に局所的に邪気（硬結・緊張・圧痛等）の除去によって正気を巡らし柔軟性を取り戻して脊椎の可動性を旧に復すようにすることが肝要である。

① 腎虚が本体であるから全身調整の目的で本治法を行う。「難経」六十九難に基づく四肢の補瀉鍼および中焦の中脘と下焦の気海丹田に腹部刺鍼を施す。

② 局所の邪気を除去し正気の流通を改善するために、標治として鍼により邪気ある所に置鍼および副刺激法を加える。

★選穴はタイプによって多少異なるが、次の群に従う。
1群　背痛型：第7・9・11椎（膈兪(かくゆ)・肝兪・胆兪）
2群　背痛型、第5腰椎型：（痞根・三焦兪・命門・腎兪・志室(ししつ)）
　　　　　　　　　　　　 ひこん
3群　第5腰椎型：（上仙 －L5直下・関元兪・大腸兪・腰眼・腰椎臀部点・環跳・風市・外丘・陽輔）
4群　座骨神経痛型：次髎・中髎・胞肓・秩辺・殷門(いんもん)・委中
5群　全タイプ：肩外兪・肩井・委中・足三里

③　併用する治療としては、上記治療によって得た良好な状態を維持するために円皮鍼の添付および予防的な意味から自己運動法を行うよう処方する。

5　まとめ

①　全身調整のための本治は上下肢・腹鍼および身体の上下の刺鍼である。古典的には身体における陰陽の上下・前後・左右の調和を図るものであるが、腰痛症状の軽減と共に、食欲の昂進から肥満傾向を良くみるのも、本治の影響と考えられる。

①　古典においては局所治法としての標治の具体的記載は非常に少ない。多くは該当疾患に対する鍼灸の選穴を

挙げる程度である。従って邪気を下して正気を巡らす手法は個々の臨床経験に頼らざるを得ない。副刺激法を多用するのも『素問・霊枢』に「鍼と按との併用」によって治効を高めることが出来るとの記載を実証するものである。

② 腰痛臀部点（大臀筋起始部）は診療中に気付いた部位で第5腰椎型には、よく現れる所見である。診断点・治療点として利用出来る。症状が軽快するにつれこの部位の硬結は狭小となり効果の判定にも活用出来る触察部位である。

④ 伝統医術における「腰痛治療」は外科的手段を要する重症型（筋力の低下、日常生活に支障を来すケース）を除けば、かなり改善しうる。古典理論の立場から、臨床的に病態を上記のように正確に把握し、的確に施術することが大切である。また「未病を治す」意味から、再発予防の手段として治療体操法を指示するのも重要であると考える。

『メモ』

第2章　本態性高血圧症と古典鍼法

1　生活習慣病としての高血圧

　本態性高血圧とは血圧上昇をきたす基礎疾患を見出しえない高血圧である。成人の約 20 % は WHO の基準で高血圧の範疇に入るが、その 90 〜 95 % は本態性高血圧と言われている。発症は遺伝的素因および環境因子（生活習慣）の関係が濃く、特徴的な症状を欠くため、診断としては二次性高血圧（原因疾患が明らかな高血圧）との鑑別が必須となる。
　本態性高血圧症の遺伝因子をコントロールできない今日、高血圧発症予防および進展抑制には環境因子（生活習慣）のコントロールは非常に重要となる。

　　★　**本態性高血圧の発症**
　　　高血圧関連遺伝子　←→　環境因子

●**環境因子**：運動不足、ストレス、肥満、食塩過剰摂取、
　　　　　　アルコール過飲、マグネシウム摂取不足、
　　　　　　カルシウム摂取不足、カリウム摂取不足

　言い換えれば、これらの生活習慣の改善は高血圧発症の予防、さらに発症後の治療に有効であることを示している。

2　古典に見る本態性高血圧症

　古典には、「高血圧症」という病名はなく、自覚症状の立場からアプローチしている。主に、眩暈（げんうん）、動悸、息切れ、心痛、胸脇苦満（きょうきょうくまん）などとして捉え治療していた。

　現代の高血圧症を漢方的にみると、最も関係のある病証は中風（ちゅうふう）であろう。中風と言う病証は古来から日常に多く見られ、かつ中気（ちゅうき）として「不仁（ふじん）［知覚・運動の痺れ（しび）］」「偏枯（へんこ）［半身不随］」の重症の病証となるもので、今日と同様重視されてきた。

> 本郷正豊（ほんごうまさとよ）の『鍼灸重宝記（しんきゅうちょうほうき）』に
> 「中風（かぜにあてらるる）」には『素問（そもん）』風論篇（ふうろんへん）第四十に倣（なら）って、
> 「風者百病（ふうはひゃくびょう）の長たり、その変化すること極りなし。偏枯は
> 半身かなわず…」
> とある。菅沼周桂（すがぬましゅうけい）の『鍼灸則』の中風の項目では、古来からの理論を集約して、
> 「経（きょう）にいわく。
> 風の人を傷（やぶ）るや、あるいは寒熱となし、あ
> るいは熱中（ねっちゅう）となし、あるいは寒中（かんちゅう）となし、あるいは癘風（れいふう）
> となし、あるいは偏枯となす。これをもって古（いにしえ）の名医みな
> 外風邪（そとふうじゃ）に中（あた）るをもって方（ほう）を立つ。然れども、ただ河澗（かかん）は火
> を主（つかさど）る。東垣（とうえん）は気を主る。丹渓（たんけい）は湿（しつ）を主る。三先生の
> 論、後学をして狐疑（こぎ）して決せざらしむ。故（ゆえ）に王安道（おうあんどう）の論ずる

こと有りて、三子は気を主り、火を主り、湿を主るの同じき
　　　にあらずして、昔人の風を主るの不合とともに、真中類
　　　中の目を立て、わけて二途となる。」
と記している。即ち中風の病証は単に外邪である風邪に中って発
症する「真中風」と、これに対して、風邪に中って中風のように
見える病証は実は火、気、湿によって生じたもので、中風ではなく
類似した病証であるとして、これを「類中風」といって区別する
としたのであった。しかし、岡本一抱は『万病回春病因指南』で、
このことについて、
　　　「おもうに、古人はその因襲して病を引発する所のを
　　　もって主として云う、風邪なりと。三子はその風邪をして因
　　　襲せしむるゆえんの者をもって主として云う。火熱、気虚、
　　　湿痰たりと。およそ中風の証。風邪その気虚、血虚、火熱、
　　　湿痰、虚寒、気滞等の襲うて生ずる諸症のうち、もっとも
　　　気血の虚をもって主とする者を多しとす。」
と、中風を古人は病因を主として捉え、外邪たる風邪に焦点を当て
て述べ、金元時代の三子は、病因たる風邪によって傷害された火熱、
気虚、湿痰を改善する治法の立場から示したものである。したがっ
て中風は本来「真中風」であると統一した見解を示している。

　以上を集約すれば本態性高血圧症はストレスと関係
の深い「気」、身体を構成する「血」・「水」のバランス
が崩れた状態とみることができる。
　治療の目的は血圧の正常化にあるが、自覚症状が強い場
合は症状を鎮め、根本的には原因となっているバランスの
崩れを整えるように行うこととなる。

3 高血圧症のタイプ

　中風の記述から本態性高血圧症も様々な要因から生じるものであるので、その病因に則して取り組むことが大切である。

1. 気滞(きたい)タイプ

　気の主な働きに推動(すいどう)［血液循環や新陳代謝などを促進する働き］作用がある。主にストレスなどの影響で気の流れに滞(とどこお)りが生じると、身体の血液循環が悪くなり、その結果、血圧が高くなっていくケースである。治療には、ストレスを緩和し、気の滞りを解消するように努める。

2. 上炎(じょうえん)タイプ

　長期にわたってストレス状態が続いたり、急激に強いストレスに襲われたりすると、気の流れの滞りが熱を帯びて、まるで「火(ひ)」のような激しい熱症状が現れる。治療は、まずは激しい火の勢いを鎮(しず)め、さらに身体の流れを整えるように処置する。

3. 瘀血(おけつ)タイプ

　食事の不摂生(ふせっせい)などで血の質が悪くなったり、ストレス・寒さなどが原因で身体の血液循環が悪くなったりすると、瘀血を生じ、血圧の上昇を招く。治療は、血の質を改善す

るとともに、血液循環を促し悪血を解消するように処置する。

4．水滞タイプ
　食事の不摂生やストレスなどで、胃腸機能が低下すると、水分の吸収や排泄が悪くなり、血や身体に余分な水分がたまってしまい、血圧の上昇を招く。治療は、胃腸の機能を強化し、余分な水分を身体の外に出すように努める。

5．陰虚(いんきょ)タイプ
　陰液(いんえき)〔血液を含む身体の水分〕には身体に栄養を運び、与えるという働きがある。陰液が不足すると、身体の末端（特に脳）まで栄養が届きにくくなるため、血圧を上げて血流を良くし、栄養を届けようとする働きが起こる。治療は、不足した陰液を補い、身体に栄養が高まるように処置する。

4　鍼治療の実際

　古典理論にもとづき、本治と標治を行う。

（1）本治1
　脈診法を中心にした診査結果（主証）によって、『難経』六十九難に従い四肢に補瀉を目的に四肢四穴を選穴し、接触程度の斜鍼を一穴ずつ施す。

（2）本治2

『素問』に従い腹部に後天の原気（げんき）及び先天の原気の活性化のために中焦の中脘穴ならびに下焦の気海丹田（きかいたんでん）の二穴に浅刺する。

（3）標治1（高血圧改善の基本穴）

背部の大椎穴（だいつい）、肩外兪穴（けんがいゆ）、肺兪穴（はいゆ）および膈兪穴（かくゆ）の七ヶ所に垂直に置鍼しつつ周囲に緊張緩和のための副刺激法を十分加える。

（4）標治2（症状改善）

高血圧症に伴う症状に対して改善を目的に順次施す。

（5）用鍼（ようしん）、施行（せこう）

1番または2番の細鍼（さいしん）を用い、腹部・背部では表在筋に達する程度の直刺とする。1回の治療は約30分～40分、週1回である。

（6）効果

鍼治療開始後3～4週間後（治療4回程度）から最高血圧が週平均10mm/Hg程度下がり130mm/Hg台に安定する。最低血圧も正常域80mm/Hg台に低めに安定することが確認されている。

この低めの安定状態を継続させるために、ライフスタイルの改善の一つとして、古典における導引（気功）をリラクゼーションとして指導する。

こうした鍼灸治療はライフスタイルの改善の一法として

肉体的・精神的なリラクゼーションという立場から降圧に有効な予防法・治療法となりうるものである。

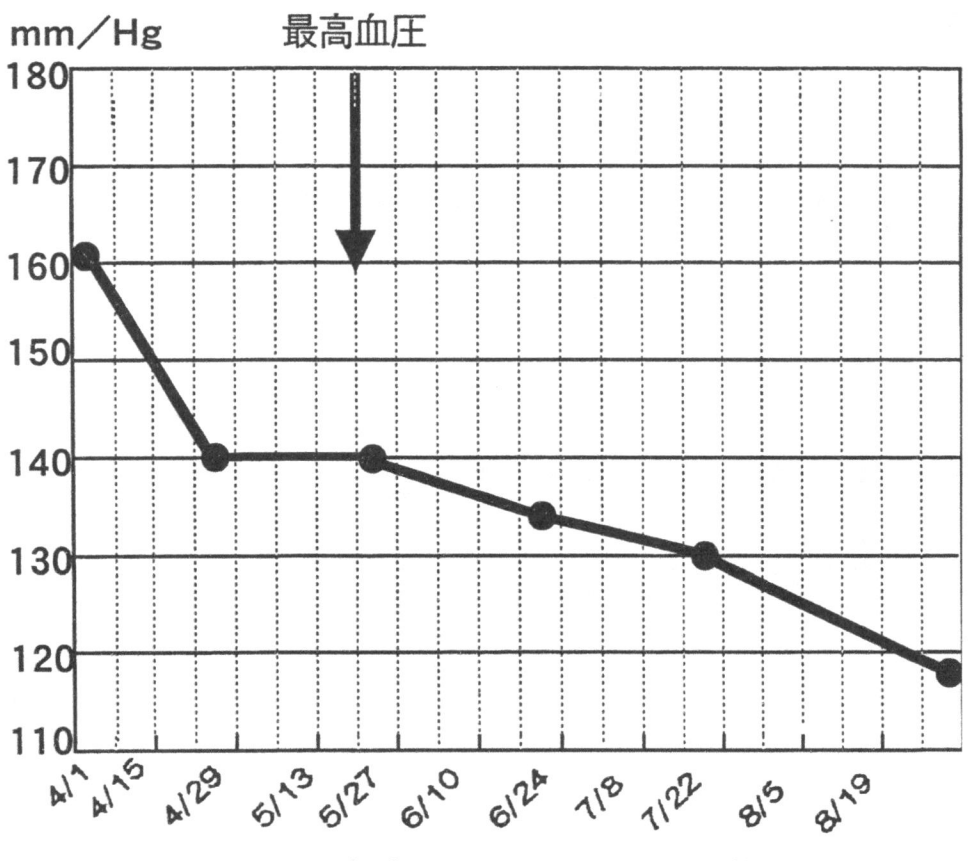

図2－3　参考症例における血圧の推移

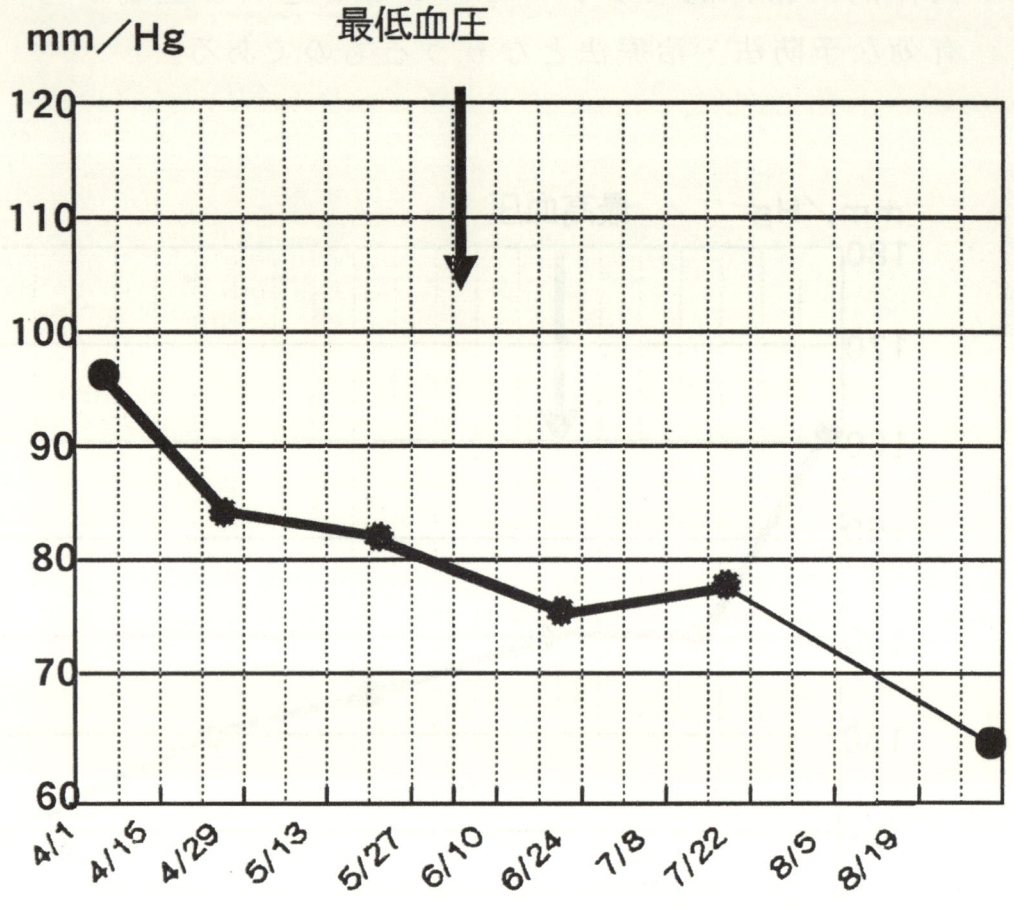

図2-4　参考症例における血圧の推移

第3章 糖尿病と古典鍼法

1 糖尿病とは

　厚生労働省の 2002 年の糖尿病実態調査の速報値によると、血中の糖化ヘモグロビン濃度が 6.1 ％以上で糖尿病が「強く疑われる人」は約 740 万人、予備軍に当たるヘモグロビン濃度が 5.6 ～ 6.1 ％の「可能性が否定できない人」を含めると、成人の 6.3 人に 1 人に当たる約 1,620 万人にのぼると報告されている。毎年数百万人の勢いで増加していることになる。

　従来、糖尿病はインスリン依存型糖尿病（IDDM）とインスリン非依存型糖尿病（NIDDM）とに二大別されてとらえられていたが、日本糖尿病学会（JDS）の成因に基づく新しい病型分類（1999）では糖尿病は他に明らかな原因のあるものと妊娠時に初めて発覚したものを除いたものを 1 型と 2 型に分類するようになった。つまり、1 型糖尿病は主として自己免疫的機序により膵 β（ベータ） 細胞が障害され、通常絶対的なインスリン欠乏に至るものをさしている。一方、2 型糖尿病はインスリン分泌異常やインスリン抵抗性といった遺伝的異常に、発症因子として過食、偏食、運動不足、ストレスなどの生活習慣（ライフスタイル）の影響が加わり無症状のうちに発病する。日本の糖尿病の大部分は 2 型糖尿

病に属するものである。

　糖尿病の症状は、1型糖尿病では、急激な発病のため、喉の渇き、多飲多尿、全身のだるさ、そして著明なやせ症状も急に出現する。2型糖尿病ではその大部分が静かに発病し、中年を境に太り出し、そのうち尿糖(にょうとう)、血糖(けっとう)検査で糖尿と診断されることが一般的である。肥満ということを除けば無症状なのが2型糖尿病の特徴である。放置して進行すると体重減少、疲れ易さ、無気力、おでき、かゆみ、性欲低下等の症状が現れるようになる。

2　古典に見る糖尿病

　古典医学における糖尿病にあたる疾患は「消渇(しょうかち)」であろう。「消(しょう)」とは、やせると言う意味で、糖尿病の患者がたくさん食べるがやせてくると言う特徴を表現している。「渇(かつ)」は、口渇(こうかつ)の意味で、これも糖尿病の特徴を表している。糖尿病は実際上、多食・多飲・多尿の三大症状が交互、あるいは同時に出現してくる。

> 岡本一抱の『万病回春病因指南』には
> 　「消渇は和にいうかわきの病なり。この症、肺胃腎の三臓、
> 津液(しんえき)不足し、火熱旺(おう)じて乾焦(かんしょう)せしむるに生ずるのみ」
> とあり、「消渇」を病因の存在する部位によって上消・中消・
> 下消の「三消」に区別する。

1. 消渇の分類
    表3−1 に示す。

表3−1　消渇の分類

病	部 位	症 状	時 期	病 態
上 消	肺（燥）	多 飲	初 期	軽 症
中 消	脾胃（熱）	多 食	中 期	中 症
下 消	腎（陰虚）	多 尿	後 期	重 症

2．消渇のタイプ
（1）　上消タイプ
　飲食の不節（美食、過食、偏食）、労逸（過労、心労、ストレス、運動不足）などによって腎虚をおこし、腎虚を基本に肺の津液の虚損が加わったものが上消となる。肺は「水の上源」であり、肺の宣散粛降作用によって水液を全身に分布させるが、燥熱によって肺の津液が消耗され、咽を潤すことができない症状。肺を中心に治療をする。
　★　主な症状：口渇、多尿、頻尿など。

（2）　中消タイプ
　上消の症状に胃熱が加わったものが中消となる。脾胃は「水穀の海」といわれ食物を消化する器官である。ここに熱が存在すると胃の消化機能が異常に亢進し、消化過多の状態が起こる。脾・胃を中心に治療をする。

★ 主な症状：いくら食べても空腹感がある、痩せる、便秘など。

（3）下消タイプ

腎虚が単独で症状を呈するもの。腎が虚して気化作用が弱まり、水分を再吸収できず排出されてしまう症状。腎を中心に治療する。気化作用には昇と降の2作用がある。
（昇：からだに必要な水分を再吸収する。降：不要な水分を尿に変えて排泄する。）

★ 主な症状：尿量が多い、頻尿、腰痛、耳鳴り、めまいなど。

3 糖尿病に対する鍼治療の実際

糖尿病は「消渇」に陥ってからの治療では、症状の軽減は可能であっても、血糖値のコントロールは難しく、漢方薬や最新の現代医学でも治療成果は得られにくいとされる。

鍼治療においても新病型分類による2型でのインスリン不要の糖尿病に対しては、随伴症状の軽減と共に、血糖値の正常範囲への改善に寄与しうる報告はあっても、インスリン依存状態糖尿病での効果についての報告はこれまでは見られない。そこで、2型のインスリン依存状態の患者に対して、発症原因を全身の代謝障害による「虚証」状態が病態の根本であると見なして鍼治療を行った成果を紹介しよう。

● 症例

1．2型インスリン依存状態の糖尿病
　67歳、男性、元教員。
　51歳の時、血糖値が高いことが指摘され、53歳から経口薬治療が開始された。62歳の時に眼底出血を発症しレーザー治療を受けている。65歳から、インスリン投与（朝食前12単位、夕食前8単位）と共に、1日1600kclの食事制限と1万～1万5千歩の運動療法が処方されていた。
　初診の動機：便秘・両下腿以下の痺(しび)れ及び左膝痛であった。元来、便秘傾向にあったが、この時点では便通は3～4日に1回程度で、浣腸により改善される。両下腿部以下の痺れは53歳に糖尿病と診断された頃より自覚されていた。

(1) 古典医学的所見
　腹診では上実下虚(じょうじつかきょ)の証（脾実,腎虚(ひじつじんきょ)）。
　脈証は心包虚(しんぽうきょ)（後に肺虚、腎虚と順次変動）
　切経では両足部の冷えと痺れ並びに倦怠感・左側膝関節の圧痛が認められた。
　中消・下消による脾腎の証と診られる比較的重症系であった。

(2) 古典鍼法
　a．本治
　　『難経六十九難』に基づき、全身状態の改善を目的に、上肢・下肢に病証に応じて四穴および中焦の中（脾

- 31 -

胃) と下焦の気海 (腎) の二穴に浅刺する。

b. 標治 (基本穴)

局所的には基本穴として、緊張緩和を目的に、背部両側の肺兪、膈兪、痞根、脾兪、腎兪など数穴に置鍼し、副刺激法を加える。

(3) 刺鍼後

効果の持続を目的に円皮鍼を膈兪、痞根の4ヶ所に添付する。治療間隔は週1回である。血糖値は簡易測定器を用いて、4日ごとに朝食前・夕食前の2度測定し、長期間の血糖コントロールの指標として、ヘモグロビンA１ｃも参考にした。

2. 成果

鍼治療前3ヶ月および鍼治療開始後3ヶ月の血糖値の変化を朝食前・夕食前で見ると、朝食前血糖値は鍼治療前では130mg/dl付近で推移しているものが、古典鍼法時には120mg/dl台に接近し、それ以下も見られ減少していることが観察された。また、夕食前血糖値の推移では鍼治療前には170～160mg/dl範囲にあったものが、古典鍼法時においては150mg/dl台に接近しそれ以下のケースも観察され、やはり減少傾向が見られた。

上記の変化を平均値比較で見ると、朝食前血糖値においては鍼治療開始1ヶ月前と1ヶ月後、2ヶ月前と2ヶ月後、3ヶ月前と3ヶ月後の平均値を比べるとそれぞれ10mg/dl程度減少しており、夕食前血糖値では特に3ヶ月が有意な変化

であった（p < 0.01）。

更にヘモグロビン A₁c の赤血球内濃度は鍼治療後ほぼ 2 ヶ月後には 6.3 ％と鍼治療以前より下がっており、上記の鍼治療後の血糖値減少傾向を裏付けていると思われる。

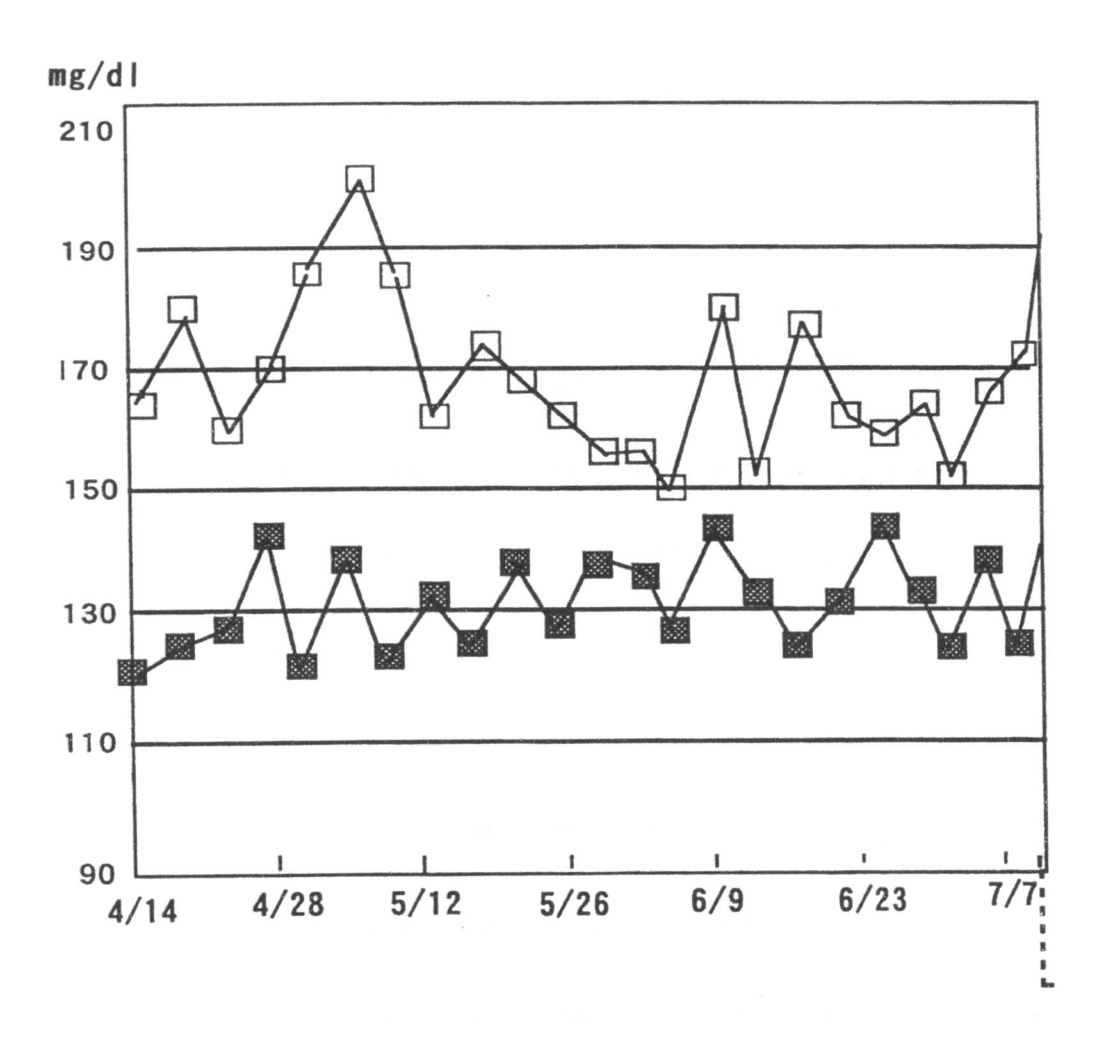

図 3-1 血糖値の推移

図

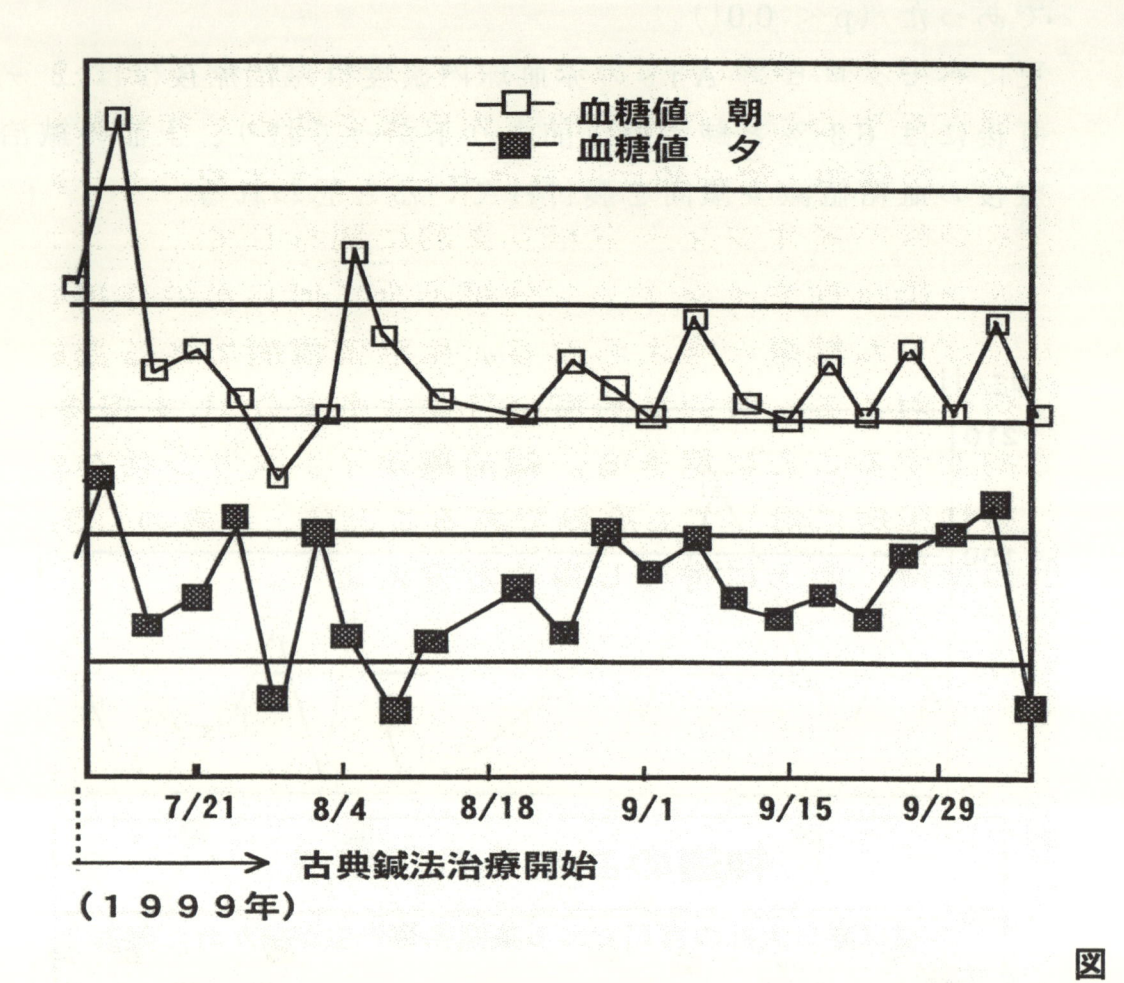

3-2 血糖値の推移

随伴症状の治療経過は鍼治療開始後便通が 2 週後には整い、両下腿部以下の痺れ・左膝痛は鍼治療後数日間消失するか再発を繰り返していたが、血糖値の減少とともに 3 ヶ月後にはほぼ改善された。

3．まとめ

これらの変化は本治としての全身状態の改善と痞根穴を中心にした標治的な円皮鍼を含めた背部刺激が、肉体的・精

- 34 -

神的にリラクゼーションを起こし、あるいはバイオフィードバック的に関与して、インスリン抵抗性やインスリン分泌不全に何らかの作用を及ぼした結果と考えられる。生活習慣病である糖尿病に対する一般的な治療の目標は患者QOLを保持、向上することに尽きる。鍼治療がインスリン依存状態糖尿病に対しても有効であることは、患者のQOLの保持・向上に寄与し得ると言えよう。

『メモ』

第4章　頭痛に対する鍼治療

1　頭痛の病因

　現代医学における頭痛は、おおよそ以下のように捉えられている。

1．血管性頭痛
　軽度のものは飲酒後の2日酔い、重症のものはいわゆる「偏頭痛(へんずつう)」といわれるもので、いずれも心臓拍動に一致した頭痛が典型的で最も多く見られる。偏頭痛は、頭の左側に限局することが多い。家族性素因があることもあり、一般には一過性で症状が鎮静する。

2．緊張性頭痛
　女性に多く、偏頭痛と類似している。頭痛の発生部位はほとんどが両側性で、前頭部にも発生するが、肩こりの人は後頭部に起こりやすい。頭痛は、鈍痛で持続性、1ヶ月のうちで痛みがいろいろと変わる。仕事や家庭内での感情の高まり、過度の心配、ストレス、騒音、キラキラした明るい光などで症状が増悪する。

3．関連痛
　眼、鼻、歯、耳などの疾患から関連して頭痛が起ってくるものである。むち打ち症後の頚部からも発生する。いずれもその原因を除けば頭痛は解消する。

4．心因性頭痛
　いわゆる精神の病(やまい)の一症状として発症するもので、一種の妄想状態の時や心気性うつ病に伴う頭痛である。

5．くも膜下出血時の頭痛など脳内症によるもの。
　動脈性出血や脳腫瘍、炎症性のものや脳圧亢進によるものなど、生命に関わるものが多数見られる。

　古典医学における頭痛については『万病回春病因指南』に詳細に説明されている。
　「頭痛の症、諸因ありといえども大概風(たいがいふう)に属するもの多しとす。…また気虚(ききょ)あり、血虚(けっきょ)あり、気鬱(きうつ)、痰厥(たんけつ)、瘀血、上実下虚(かきょ)（のぼせ、冷え）、六淫(ろくいん)の諸因（外邪）ありて同じからず。あずかるところ多くは手足の六陽経(ろくようけい)によるものなり。」
　と、頭痛は風邪(ふうじゃ)によるものが多いが、頭部に流注(るちゅう)する経脈、特に手足の六陽経の気・血・津液（水）の流れが何かによって、逆行するなど阻害されると痛みが生じる。また気・血の不足により、頭部に栄養が届かなくなることで頭痛が生じるともする。

2 古典医学に見る頭痛の分類

> 『万病回春病因指南』では、
> 「頭痛に真 厥の二症あり。…厥は逆なり。諸々の逆気、皆指して厥という。…およそ真頭痛を除く外は、皆呼びて厥頭痛とするなり。」
> と、頭痛を厥頭痛と真頭痛とに大別する。厥頭痛は経脈の流れの阻害によって起こり、真頭痛は頭骨内の脳が邪に尽く犯されて激しく痛み、治し難いものを指す。
> 鍼灸治療は原則的には厥頭痛が適応し真頭痛は多くは不適応となる。

現代医学で見れば血管性、緊張性、関連痛性の頭痛が厥頭痛に当たる。脳内症によるケースは、いわゆる真頭痛の範疇で生命に直接関わることが多い。手遅れにならないよう注意が必要である。

1．気虚・血虚タイプ

胃腸虚弱や慢性病などが原因で気や血が不足すると、頭部に十分に栄養を与えることが出来なくなり、頭痛が表れる。主な症状は疲労時に表れる頭痛、貧血、疲れやすい、食欲不振である。

2．肝陽上亢（高ぶる）タイプ

精神的ストレスで肝気の流れが滞り熱に変化すると、風

の性質を持つ肝陽が上昇して頭痛と眩暈が起きる。主な症状は眩暈、不眠、ほてり、渇き、倦怠である。

3．瘀血(おけつ)タイプ

食事の不摂生(ふせっせい)などで血の質が悪くなったり、ストレス・寒さなどが原因で体の血液循環が悪くなると、瘀血（うっ血状態）を生じ、脳に栄養が届きにくくなり、頭重(ずじゅう)・眩暈が生じる。主な症状は頭痛、眩暈、肩こり、固定性の痛み、シミが出来やすいのである。

4．水滞(すいたい)タイプ

食事の不摂生やストレスなどで、胃腸機能が低下すると、水分の吸収や排泄が悪くなり、血や身体に余分な水分がたまり、気・血の流れを阻害するため、頭部に栄養が届かなくなり頭痛・眩暈が起きるようになる。主な症状は頭重・回転性の眩暈、食欲不振、尿が少ない、下痢がしやすいなどである。

3　鍼治療の実際

厥頭痛(けつづつう)には「太陽の頭痛（痰、頭重、腹痛を伴う後頭部から頭頂部にかけて膀胱経に関わる痛み）」、「少陽の頭痛（往来寒熱(らいかんねつ)を伴う側頭部を中心に発する胆経に関わる痛み）」「陽明の頭痛（自汗(じかん)、発熱に前頭部を中心に発する胃経に関わる痛み）」などが区別され鑑別して施すことが大切である。

真頭痛は頭を左右に振った時に痛みが増悪する。厥頭痛の三種は痛みの発生する部位でわかる。

> 『鍼道発秘』(葦原栄　俊 1831年)に、
> 「先ず、両の手に引き後に百会の辺を刺すべし。…また、項の左右、頭に通ずるところを刺す。背の七、九に口伝有り。」

と、一種の本治として、手、背、頚部の諸穴の刺鍼に加え、標治として百会を中心に患部の刺法を提唱している。

１．本治的刺法

①　全身の状況を整える意味から、『難経』六十九難に基づく手足に浅刺する刺法に加えて、中焦、下焦の先天・後天の気を強めるために中脘、気海丹田に施す。

②　次いで手の三陽経から曲池、合谷、四瀆、支正などの圧痛・硬結部にやや強めの刺鍼（手に引く）する。

③　厥頭痛に対する刺法として、遠道刺（病、上にあれば、三腑陽経の下にとる。図4-1参照）の応用として、太陽の頭痛には委中、少陽の頭痛には陽陵泉・外丘および陽明の頭痛には足三里など該当する経絡の要穴に刺鍼する（足に引く）。

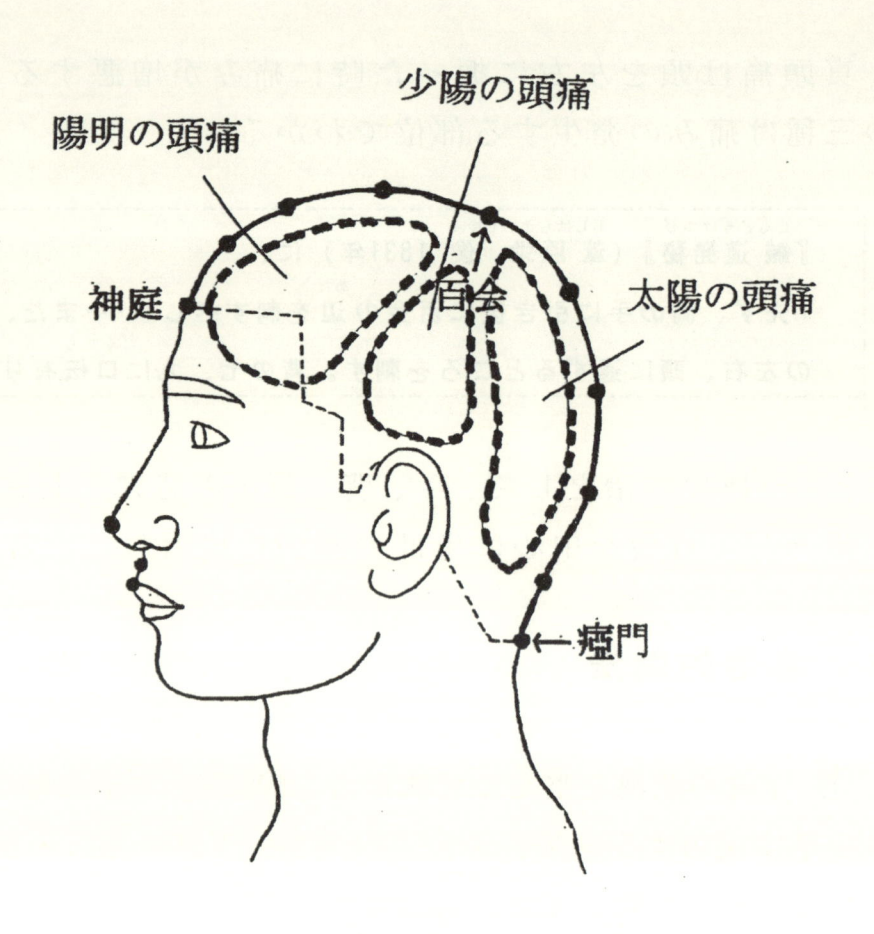

図 4-1 厥頭痛の発生領域

2．局所刺鍼としての標治

① 頭部の患部には前頂、百会、後頂、風府、天柱、風池および頭維など反応点を選択して置鍼し副刺激法を加え、気血の循環を促す。

② 頚部の緊張を緩和して流通の促進を図るため、側臥位で天鼎(てんてい)、扶突(ふとつ)、天容などの胸鎖乳突筋前縁より後方に

横刺し置鍼する。また、同じく健常部には僧帽筋前縁より後方へ横刺する（江戸末期『鍼術秘要』坂井豊作 1865年 図4-2）。

③ 背部第七椎、第九椎、第十一椎の高さにある膈兪、肝兪、脾兪に筋層に入るほど刺鍼する。深部への緩和な刺激は慢性化したものには効果的である。（『鍼道発秘』口伝の応用）

④ 鍼治療後には、治療効果の持続を目的に円皮鍼を頚部、肩上部、背部、前腕部、下腿部の反応点に添付する。患者自ら1日に数回円皮鍼上から抑えるなどの刺激を加えるよう指示する。

★ 付記 真頭痛は基礎疾患の改善を主とするが、症候的に行う場合には多くは肝経の病であるから、本治法に加えて深部の循環を改善するような厥頭痛の治療法に準じて行う。

図 4-2 『鍼術秘要』肩上部の横刺

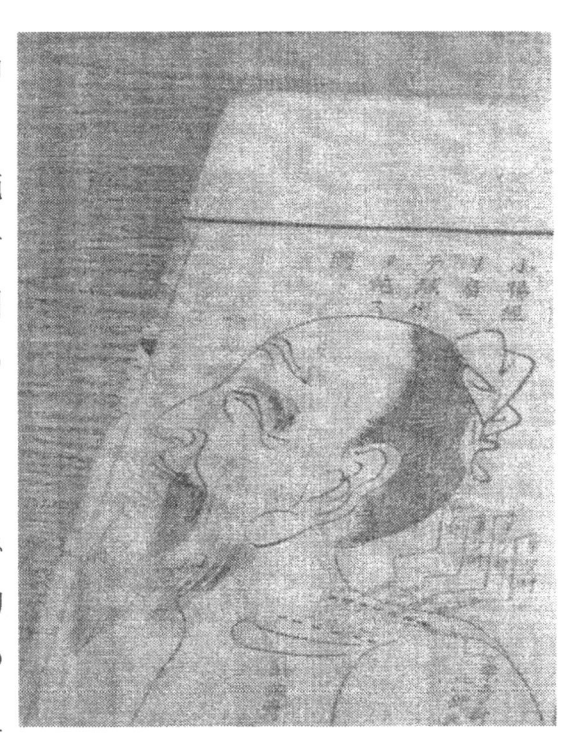

4 一般的注意事項

頭痛の発生原因に従って普段の予防方法を指示する。

1．頸部、肩背部運動法の指示
頭部の循環の促進と頸部・肩背部の緊張除去のためにリラクセーションを指示する。

（1）頸部回転法
ゆっくりと頸部を回転する。上向きには顔が天井と平衡になるように、下向きの時には顔が床と平衡になるように、頸部側屈時には耳が肩につくほどに伸展する（反対側の肩は下げるようにする）。

（2）肩前後回し運動
胸張りから、肩すくめ、ついで胸すくめを4呼間でゆっくりと緊張を味わいながら前後5回ずつ行う。呼気・吸気を併用するのも有効である。

（3）その他
ストレッチや気功療法の運動操作から応用する。

2．心理的・肉体的ストレス
心理的・肉体的ストレス　が原因と考えられる頭痛には、

微温による入浴、普段の運動、適切な睡眠・休息をとらせる工夫を指示する。

3．刺激的な飲食物
刺激的な飲食物は避ける。

4．日常生活
日常生活の節度ある生活を工夫する。適当なレジャー・スポーツ、豊かな精神生活を送るように導くことが必要である。

『メモ』

第5章 自律神経失調症・神経症に対する鍼治療

1 自律神経失調症・神経症

1．自律神経失調症
　一般に種々の身体的自律神経性愁訴をもち、しかもこれに相当する器質的変化がなく、原因も不明であり、自律神経機能失調に基づく一連の病像を示す病症である。症状としては、自覚的なものが多く、頭痛、めまい、疲労感、不眠、四肢冷感、発汗異常、心臓や呼吸器・消化器系の症状など多彩である。診断は、まず器質的疾患のないことを確かめなければならない。次に、心因の有無を知るため面接や心理検査を行う。

　★　自律神経機能検査法
　　深町・阿部のCMI健康調査

2．神経症（ノイローゼ）
　神経症は古典的には心因性に生じる心身の機能障害を示す。治療の主体は精神療法でカウンセリング、行動療法、家族療法など、さまざまなものが知られている。精神症状

は不安、強迫、恐怖、抑鬱、離人(りじん)、焦燥(しょうそう)、無気力などがあげられ、身体面の症状としてはいわゆる自律神経失調性の不定愁訴が多く見られる。

3．不定愁訴症候群

　1965年に内科領域で特に器質的疾患の裏づけがない漠然とした身体的愁訴を示す症例に対して名づけられたものである。阿部らは身体的側面だけでは不十分で、これに加えて心理的側面や社会的側面も含めて全人的にアプローチすることが特にプライマリケア上重要として、不定愁訴症候群を3型（本態性自律神経失調型、心身症型、神経症型）に分類し、それぞれに応じた治療法を求めている。

2　古典医学に見る自律神経失調症・神経症

　古典では自律神経失調症・神経症に当たるものとしては、「諸気(しょき)」「欝証(うっしょう)」の諸症状を総括的な病因として捉えることが出来る。

1．内傷と外感病の病因

> 『霊枢』百病始生(ひゃくびょうしせい)第六十六に、
> 「それ百病の始めて生ずるや、皆風雨寒暑清湿喜怒に生ず(みなふううかんしょせいしつきど)喜怒すること節ならざれば則ち蔵を傷る(やぶ)。風雨なれば則ち上を傷り、清湿なれば則ち下(げ)を傷る。」

と、種々の病の原因は天地の気即ち風暑湿燥寒火の六淫の邪気による外感病あるいは喜怒憂思悲恐驚の七情の乱れによる内傷によるものである。精神感動が著しいと陰の五臓を傷害し、六淫の邪は陽である人体の上半身あるいは下半身を傷害すると・・・。

2．内傷なければ外邪入らず

本郷正豊『鍼灸重宝記』の「諸気」の項に、
「経に曰く百病は気より生ず。喜んで心を傷るときは、其気散じ、腎気乗ず。怒って肝を傷るときは、其気のぼり、肺気乗ず・・・。暑きときは気泄れ、寒するときは気おさまる。
もし恬憺、虚無、精神内に守れば、病何によりてかしょうぜむ。」
と、全ての病は気に起因して発症する。即ち内傷による虚が原因になって病となり、この虚に乗じて風寒暑湿の外邪にも犯されることになるとする。従って、体に虚するところ全く無きときは病に犯れないと言うのである。いわゆる
「内傷なければ外邪入らず」
で、心因的なものが病因の主たる根本と見るものである。
具体的には喜んで心を傷るときは心気散じ心弱る故、水である腎が乗ずる｛水剋火｝。同じく怒って肝を傷るときは肝気が弱っての肺気が乗ずる｛金剋木｝・・・。さらに、
夏の暑いときは腠理開くが故に気が泄れ、寒い冬は腠理が閉るために気は内におさまり異常となるという。
気を傷らないためには精神を心穏かにすることが健康上大切であ

ることを説いている。

3．気血の流通

> 欝証の項に
> 「気血通和すれば百病生ぜず、一つも結聚するときは六欝となる。」
> と、人体は気血の運行がよろしく順調であれば健康であるが、どこかに気血が滞ってその行りが障げられると六欝を生じ色々な体の病的症状を起して来るとする。

　現代に言う自律神経失調症、神経症は正にこれらの気病による気血の滞りが病因と見ることが出来る。

3　鍼治療の実際

　自律神経症・神経症の鍼治法は、精神的な因である内傷の改善のためにカウンセリング的な対応が重要で、加えて身体に表れる不定愁訴の改善を目的とした処方が求められる。

1．鍼治療法

　全身状態の改善を目的に、本治として「難経六十九難」に基づき手足ほぼ四穴および腹部中脘・気海丹田に浅刺する。局所的には表している不定愁訴により異なるが、おおよそ

緊張緩和のために肩外兪、厥陰兪、膏肓、膈兪など数穴に刺鍼し副刺激法を加える。刺鍼後には円皮鍼をほぼ4ヶ所に添付し、治療は週に1回程度で施行する。

2．按じて後にこれを刺す

「いわゆる肩こり」に対して『鍼灸重宝記』に、「痃癖(けんぺき)」の秘伝があると言う。

「肩の痛むこと、或は痰により、或は風寒湿によるといへども多くは気血つかへたるゆへなり。此 処(このところ)に針刺すこと秘伝あり。まづ手にて肩を押しひねり、撫(なで)くだし、気を開かせて、後に刺すべし。深きときはあやまちあり。若しみだりに刺すときは人を害す、これを刺すには、針をふして皮肉(ひにく)の間をすべし。少しも肉を刺すことなかれ。肩背には撚(ねんしん)針を用ゆべからず。砭(へんしん)針を用ゆべし。管に入れてはぢき下(おろ)し、皮をやぶりて気血をぬく。
　その効速かなり。針を刺したるあとを又管(またくだ)にて推(お)すべし。
　かならず血出(けついで)て邪気さるなり。」

と、いわゆる肩こりは痰(たん)によるもの、風寒湿によるものである、いづれもみな気血のつかえたるものである。刺方(しほう)には先づ穴所をよく押し、撫でくだし気を開かせて後に刺すと言うが、これは『素問』に「按じて後にこれを刺す」と言うことの実践である。

気血がつかえているために、硬結（緊張）が生じている病症に応用しうるテクニックで単に肩こりにのみの手法ではなく広く用いると妙味のある手法である。さらにいう、深く刺してはいけない。みだりに刺すと人を害すると。針をねかせて肌肉の間に刺針するといって、表在筋に当たる程度の深さで十分であることを述べている。　砭石(へんせき)を用

> ゆると云うから、皮膚を切る程度のもの気血を瀉すると言う。

　これは局所的に鬱している気血を瀉することになるが、実際には瀉血をせずとも邪気を追い払うように副刺激法などを加えて瀉血の意味合いを発揮させると十分その効果を担えるものである。

4　自律神経失調症・神経症に対する鍼治療の効果

　CMI健康調査表を指標とした鍼治療の効果の実際を示す。

1．対象・方法
(1) 対象患者

　初診時において問診上、自律神経失調症もしくは神経症と予測される者に対して、CMI健康調査表（深町変法）を行い"doubtful region"領域以上を示した女性の7例（58歳±9歳）である。

(2) 観察

　「CMI健康調査表（深町変法及び阿部変法）」を用いて、初診時および鍼治療開始後1ヶ月後に調査して変化を比較検討した（図5-1参照）。

観察・判定

観察;「CMI 健康調査表(深町変法及び阿部変法)」を用いて、初診時及び鍼治療開始後1ヶ月後に変化を比較検討

判定事項神経症判定図(Ⅰ~Ⅳ領域)自覚症プロフィール(%)、特定の精神項目　阿部変法のⅤ項目

「著効」領域等が明らかに変わった者
「有効」領域以外の項目で良好となった者
「無効」主訴以外で変化がなかった者

図 5-1 健康調査表(深町・阿倍の変法)

3. 結果

(1) 神経症判別領域

① 自覚症プロフィール及び特定の精神的項が改善された者3例(著効、42.9%)。

② 自律神経失調症あるいは自覚症プロフィールなど一部が改善された者2例(有効、28.6%)。

③ 両調査で特に変化が認められなかった者2例(変化無し、28.6%)であった。

著効例 3 例はいずれも領域Ⅲであり、比較的軽症型で

あった。また有効2例のうち、1例は領域Ⅳの重症系であるが、自覚症プロフィール項目70が47項目に減少し、他1例では自律神経失調症が改善されていた。

CMI健康調査表の変化（初診時→1ヶ月）

患者	年齢	主訴	領域	A～L	C,I,J	M～R	特定精神	V項目	判定
KN	50	全身倦怠	Ⅳ→Ⅳ	70→47	13→11	19→26	2→2	19→18	有効
SU	67	腰下肢痛	Ⅲ→Ⅲ	37→32	8→9	8→9	0→0	13→8	有効
IK	50	肩痛下痢	Ⅲ→Ⅱ	41→31	13→9	12→7	2→0	14→9	著効
SI	71	腰下肢痛	Ⅲ→Ⅱ	32→18	9→1	10→7	1→0	8→6	著効
HO	55	頚腕症候	Ⅲ→Ⅱ	18→15	6→5	13→6	0→0	4→3	著効
NI	50	顔面痙攣	Ⅱ→Ⅱ	25→24	6→6	1→2	0→0	8→9	変無
KA	64	腰下肢痛	Ⅱ→Ⅱ	22→20	9→6	5→4	2→1	8→8	変無

図 5-2　CMI健康調査表の変化

変化無し2例は1共に領域Ⅱであり、ほぼ正常状態に

ある者であった（図 5-2 参照）。

3．考察

① 著効例及び有効例を合わせれば 70.1 ％との高い改善率を見た。

② 神経症などに対しては軽症型に高い改善を見たが、有効例から見て、身体的改善が精神的な側面に作用しているように観察された。

③ この効果は 3 ～ 4 回の鍼治療で古典に言う気血の流通の改善の結果と考えられるが、カウンセリング的効果も予想される。

『メモ』

第6章 アトピー性皮膚炎に対する鍼治療

1 アトピー性皮膚炎の概要

　アトピーとは「奇妙な」と言う意味のギリシャ語（atopia）に由来し、CocaとCookeによって名付けられた。
　アトピー性皮膚炎は、日本皮膚科学会では「増悪・緩解を繰り返す、掻痒のある湿疹を主病変とする疾患であり、患者の多くはアトピー素因を持つ」と定義している。このアトピー素因とは、①家族歴・既往歴に気管支喘息、アレルギー性鼻炎、結膜炎、アトピー性皮膚炎のうちのいずれか、あるいは複数の疾患がある。または、② IgE抗体を産生しやすい素因をもつ者としている。
　アトピー性皮膚炎の家族内発症頻度は20～30％であるといわれる。掻痒と皮疹を主症状とするこの疾患は、かっては思春期以降にはほとんど完治するとされていたが、最近は重症の成人型アトピー性皮膚炎が増えている。この30年間に有病率が3％から14.5％と、5倍近く増加しているといわれている。
　アトピー性皮膚炎の抗原としては、食物抗原と環境抗原が主要抗原とされており、前者は主として乳幼児に、後者

は年長児及び成人において特異抗原になっていることが多い。環境抗原のうちアトピー性皮膚炎と関係が深いのはハウスダスト、ダニで注目されている。また、抗原とは関係なく、皮膚表面の角層に異常があって、水分の吸収・保持ができなくなることで湿疹が生じ、異常なアレルギー反応が生じるとの説もある。

　こうしたアトピー性皮膚炎の患者は慢性的な皮膚病変を伴った耐え難い掻痒感（かゆ）に苦しめられる。痒みによって誘発される掻破（そうは）行動は、皮膚炎の悪化をもたらすので、痒みを抑制することはアトピー性皮膚炎を改善する上で極めて重要となる。

2　皮膚科に見るアトピー性皮膚炎の治療

　治療法には薬物療法のほか食事療法、減感作療法、光化学療法、細菌ワクチン療法、海水療法、ニンニク入浴法等いろいろな治療法が試みられている。原因物質が明らかなケースは、それを除く原因療法となるが、原因が不明なことが多く対症療法が行われている。

（1）内服薬

　アトピー性皮膚炎において、痒み（かゆ）を取り除くことは抗ヒスタミン剤をはじめとするケミカルメディエーター（化学伝達物質）遊離抑制薬の内服が行われる。（抗アレルギー薬及び抗ヒスタミン薬）

（2）外用薬

アトピー性皮膚炎の治療の主体となる外用療法にあたっては、厚生科学研究として「アトピー性皮膚炎治療ガイドライン（指診）2002年」を示している。

皮疹の症状に応じて4ステップに分けて適切な強さのステロイド外用剤を選択するようになっている。

 a．軽症：面積に関わらず、軽度の皮疹がみられる。
 b．中等症：強い炎症を伴う皮疹が体表面積の10％未満にみられる。
 c．重症：強い炎症を伴う皮疹が体表面積の10％以上、30％未満にみられる。
 d．最重症：強い炎症を伴う皮疹が体表面積の30％以上にみられる。

なお、日本皮膚科学会では2004年に新たなガイドラインも示されている。

3　古典医学に見るアトピー性皮膚炎

アトピー性皮膚炎と言う病(やまい)の概念は、古典医学では当然見られない。古典医学での皮膚病は、古来より「瘡瘍(そうよう)」と総称され、「内に病あれば、必ず外にあらわれる」と言う捉(とら)え方で、皮膚病を単なる局所的な病変としてではなく、全身的な状態の現れとして捉えている。

古典書における皮膚疾患を代表的な「癰疽」から発症病因を見ると、『霊枢』癰疽第八十一と同文が『鍼灸甲乙経』第十一巻「寒気経絡の内に客し、癰疽を発し、風成りて瘋心因を発する」、第九上に示されている。

　　「岐伯曰く、経脈流行して止まず。……寒邪、経絡の中に
　　客たれば、則ち血しぶる。血しぶれば、則ち通ぜず。通ぜ
　　ざれば則ち、衛気これに帰して、また反ることを得ず。故に
　　癰腫るる。寒気化して熱となり、熱、勝てば、則ち肉腐
　　らす。肉腐れば則ち膿となる。…」

と、寒邪が気血の流れを妨げることによって、熱毒を生じて癰・疽を生ずるとする。

　江戸時代前期の『万病回春病因指南』（1695年）には
　　「経に寒邪、経絡の中に客すの言をもって、癰疽は寒因
　　たりと思うべからず。皆、熱毒に生ずるのみ。」
と、熱毒が主原因と解説している。そして、さらに『霊枢』の癰疽篇を補って
　　「客寒よりして熱毒に変ずるものといえども……
　　青梁美味、辛熱肥甘を過食し、……好慾過淫」
と述べ、熱毒化する要因は、様々であると説く。即ち皮膚病の原因については、一般に心身の偏りと、季節や気候、飲食物、生活状態などの要因、つまり内因（七情の乱れ）あるいは外因（風・熱・湿・燥・寒）、飲食労倦とが合併して生じるものと考えている。これらの内邪、外邪が経脈の気血の流れを阻害して皮膚病を発し、放置すれば五臓を傷ると捉えている。

　従って、その予防・治療にはこうした心身の整備と気血

の流れの改善が必須となる。

4 アトピー性皮膚炎の古典理論からの分類

　古典理論に基づき、アトピーのタイプはその病因から大きく「じゅくじゅくタイプ」「かさかさタイプ」「熱毒タイプ」および「ストレスタイプ」の4タイプに分けられる。

1．湿疹性のアトピー（じゅくじゅくタイプ）
　湿邪（しつじゃ）が病因となって、湿疹性の皮疹が発する。もともと胃腸が弱かったり、食べ過ぎ・飲み過ぎなどで胃腸に負担がかかると、水分の代謝が悪くなり、余分な水分がからだや皮膚にたまってしまい、じゅくじゅく状態を引き起こす。

（1）併発しやすい症状
　全身倦怠感、食欲不振、下痢しやすい、むくみ、汗をかきやすい。

（2）鍼灸治療目標
　胃腸機能を高めて、からだや皮膚にたまった水分を取り除くよう処置する。

2．乾皮性のアトピー（かさかさタイプ）
　血虚（けっきょ）状態が病因となるもので、症状の慢性化や体質的な要因、他の病気などの影響から血（けつ）が不足すると、皮膚を潤

したり、正常な皮膚を作ったりできなくなり、かさかさ状態を引き起こす。

（1）併発しやすい症状
　乾燥肌、めまい、便秘、目の疲れ、手足のしびれ。

（2）鍼灸治療目標
　血(けつ)を補うことで、皮膚に潤いと栄養を与え、正常な皮膚を取り戻すよう心がける。

3．炎症性アトピー
　風、寒、熱などの病因によって体に熱がこもり、炎症を起こしている状態で、外界の刺激や食事の不摂生、過剰なストレスなどの影響で、炎症または化膿性の皮膚状態を引き起こす。

（1）併発しやすい症状
　ほてり、のぼせ、口の渇き、便秘、目の充血。

（2）鍼灸治療目標
　からだにこもった熱をさまし、皮膚の炎症を鎮める。

4．熱毒アトピー
　風、寒、熱や心理的など様々なストレスで、気血の流れが悪くなるとホルモンバランスなどに影響し、生理不順などをも引き起こす。典型的なアトピー。

（１）併発しやすい症状

　ほてり、のぼせ、口の渇き、便秘、目の充血。

（２）鍼灸治療目標

　心も体もリラックス。精神的な緊張を和らげ、ホルモンや自律神経の安定を心がける。

5　アトピー性皮膚炎の鍼治療

　アトピー性皮膚炎患者は慢性的な皮疹を伴った掻痒感（そうようかん）に苦しめられ、不眠をもしばしば引き起こされる。痒み（かゆ）によって誘発される掻破行動（そうはこうどう）は皮膚炎の悪化をもたらすので、痒みを抑制することはアトピー性皮膚炎を改善する上で極めて重要となる。

　そこで、鍼治療の目標を「掻痒」と「枯燥（こそう）（いわゆる皮疹）」の改善において進めることが大切である。

１．本治

　鍼治療は古典理論の「皮膚疾患は内に病あれば、必ず外にあらわれる」に基づき、全身状態の改善を目的に、本治として『難経』（なんぎょう）六十九難に基づく手足四穴および後天・先天の気の強化のために中焦の中脘（ちゅうしょう）、下焦（げしょう）の気海丹田（きかいたんでん）の二穴に刺鍼する。

2．標治

　局所の掻痒と枯燥(こそう)の改善のために標治として、掻痒あるいは皮疹患部を囲むように数穴に置鍼し、副刺激法を加え軽い鍼感を与えるとともに、患部の皮下の筋緊張を取り除くよう心がける。治療後には患部の大きさ、広がりによって異なるが、円皮鍼(えんぴしん)を、ほぼ患部上下もしくは左右に四ヶ所に添付する。普段の注意として、掻痒が出現した際には皮膚表面をかかないで、円皮鍼上から患部下の表在筋を揉み込むよう指示する（いわゆる「皮膚の裏から掻く」）。こうした注意によって、皮膚面を傷つけずに痒みを抑えるとともに、患部下の筋層の緊張を緩和して循環の促進を計り、新鮮な上皮組織の増殖に有効となることを期待して患者に指示する。治療間隔は週に１回程度で行う。なお、「熱毒(ねっどく)アトピー」のように、精神的な問題をかかえている者が多いので、カウンセリングマインドを特に意識して行うことが重要である。

　これらの治法は「内邪や外邪が経脈の気血の流れを阻害して皮膚病を発し、放置すれば五臓を傷(やぶ)る。」の理念を応用するものである。

3．観察

　掻痒と枯燥（皮疹）の改善状況をなるべく客観的に評価するために「掻痒・枯燥評価表」を考案し毎回治療前に症状の推移を評価する。

　この評価表は患者の身体を頭部・顔面部・後頚部・胸部・腹部など15区分して、それぞれの部位における掻痒・枯

燥の状態を 2、1、0 点の 3 段階で評価するものである。評価は、合計点が高いほど症状が高度と判定する。即ち、全身各部位が搔痒状態にある高度の場合は、30 点となる。

● 搔痒の評価基準］
　　2 点：非常に痒い
　　1 点：やや痒い
　　0 点：痒みはない

なお、この評価表は「枯燥」状態を評価することも出来る。その場合には、全身 15 領域すべてが強い枯燥（2 点）であれば、枯燥 30 点と評価することになる。

また、枯燥状態の評価には前回に紹介した「アトピー性皮膚炎治療ガイドライン（2002 年 厚労省研究班）」を用いるのも良い。ただし、日本皮膚科学会のガイドライン（2004 年）の改訂版は以下のように変更されているので効果判定には使いにくくなっている。

1) 重症
　　高度の腫脹・浮腫・浸潤ないし苔癬化（たいせんか）を伴う紅斑、丘疹の多発、高度の鱗屑（りんせつ）、痂皮（かひ）の付着、小水疱、びらん、多数の搔破痕（そうはこん）、痒疹結節などを主体とする。

2) 中等症
　　中等症までの紅斑、鱗屑、少数の丘疹、搔破痕などを主体とする。

3) 軽症
　　乾燥および軽度の紅斑、鱗屑などを主体とする。

4) 軽微

炎症症状に乏しい乾燥症状主体とする。

6 アトピー性皮膚炎の鍼治療の実際

次にアトピー性皮膚炎患者に搔痒・枯燥評価表と治療ガイドラインを用いて鍼治療を行った結果を示す。

1．対象
アトピー性皮膚炎患者7例（男性5人・女性2人、年齢：19〜33歳）。

2．鍼治療
上記の本治と標治を行う。

3．観察
治療成績は「搔痒・枯燥評価表」を作成し症状の推移を改善率で評価した。枯燥の評価は、厚労省研究班の治療ガイドラインを用いた（表6参照）。

4．結果
痒みが、7例中① 7診以降 0％となった者2例、② 2診以降75％以上減少した者2例、③ 4診でほぼ50％減少した者2例、④ 3診以降数％増悪した者1例であった。

枯燥では①初診時に最重症の2例は2診と4診で重症に、8診で中等症に改善、②重症の2例は、2診で中等症に改善

したが、再発傾向が見られ 8 診には軽度で安定、③中等度の 3 例は、4 診以降軽度または正常傾向を見たが、増悪を示す者などまちまちであった。

表 6 皮膚の掻痒・枯燥評価表

						No				
患者氏名					男・女	年齢				
傷病名					初診日	年　月　日				
判定月日	/	/	/	/	/	/	/	/	/	/
診察回数	診	診	診	診	診	診	診	診	診	診
頭部	2	2	1	1	1	0	1	0	0	0
顔面	0	1	0	0	0	0	0	0	0	0
後頚										
前頚										
			全身を15区分							
大腿						0～2の三段階評価				
下腿										
足部						重 ← 2 1 0 → 軽				
合　計										
改善率										

5．まとめ

① アトピー性皮膚炎に伴う痒みは、7 例中 6 例が痒み評価から見て鍼治療により、薬物を用いないか、僅かの使用で直後から 1 週間もしくは永続的に改善しえた。

③ 皮疹では7例とも、改善の程度は一定しないが、薬物に頼らずに改善傾向に導くことができた。

③ 以上から、鍼治療によって痒み・皮疹症状を抑制出来ることから、鍼治療を併用すれば、薬物の使用頻度や量的に減少させることが可能となると考えられる。

7 古典鍼法の再検討

アトピー性皮膚炎の極度の搔痒と枯燥の改善は全体状態の調整と局所副刺激法による鍼治療が気血の循環を正常化し、皮膚代謝の改善に有効に作用していると考えられる。

1．皮膚の構造と生理

皮膚の構造は表面から表皮・真皮・皮下組織に分かれている。さらに、表皮は表面から角質層・顆粒層・有棘層・基底層に分かれる。基底層の細胞は分裂し表皮細胞を作り有棘層・顆粒層・角質層へと押し上げられていく。基底層で細胞ができ**角質層において垢として脱落するまで約6週間**で表皮はターンオーバーする。

皮膚には毛包・脂腺・汗腺のような附属器がある。一般に、皮膚のうるおい、即ち水分量は「皮脂」、「天然保湿因子」、「角質細胞間脂質」と言う3つの物質によって一定に保たれて粒層になるまで体の部位によって異なるが約4週間、

角質層にいる。特に冬場は空気が乾燥し、角質層間脂質の減少した皮膚では水分が蒸発し、角質層がめくれ上がった状態になる。この状態を放っておくと、表皮の下の真皮にあるべき神経が、表皮内に伸び、痒みを発生させる。そのため掻くと湿疹がますます悪化するので、こまめな手入れが大切となる(図6参照)。

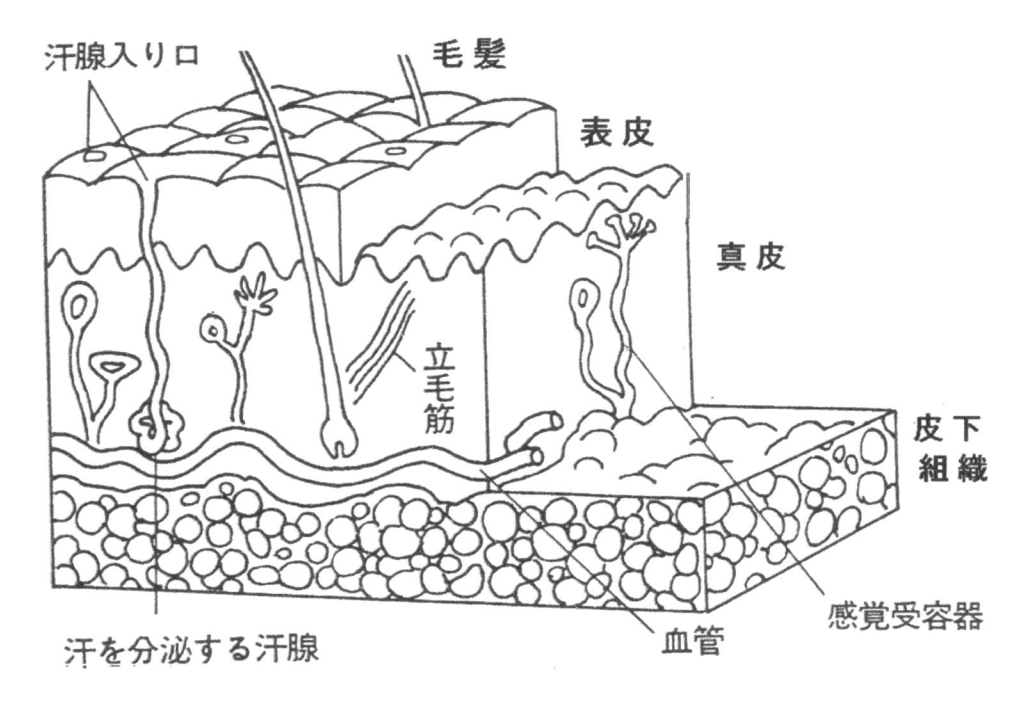

図6 皮膚の構造(からだの仕組み辞典より)

2. 考察

① 本鍼治療によって、枯燥(こそう)状態が4診から6診で改善傾向がみられることは、表皮基底層からの細胞が表面に到達する時間帯に匹敵している。これは、患部の気血(けつ)の循環改善によって新鮮な細胞が表面に到達しえたものと思われる。

④ また、気血の循環改善は皮膚の保湿効果をも高め、皮

膚にうるおいを保持するのに有効に作用していると思われる。

③ 痒みに対しては、鍼治療直後より消失するなど、かなりの速効性が認められる。これは、皮膚の保湿効果、治療後の円皮鍼を用いての皮膚内および皮下の筋層の気血(けつ)の巡りを維持した結果と言えるであろう。また、円皮鍼の応用として、「皮膚の裏から掻く」という効果が掻破行動による皮膚炎症の予防に効果的に働いたものと言える。

④ 本治的な処置、カウンセリング的対応は心身一如としての全身状態の改善に影響した結果と思われる。

第7章　皮膚疾患に対する鍼治療

1　古典に見る皮膚疾患

　　古典書には、いわゆる皮膚疾患として外科門、癰疽、瘰癧（ようそ　るいれき）、疔瘡（ちょうそう）、便毒（げかん）、下疳、臁瘡（れんそう）（和名：はばきかさ）、疥瘡（かいそう）（和名：ひぜんかさ）、癬瘡（せんそう）（和名：たむし）、白禿瘡（はくとうそう）（和名：しらくも）などの名が見られる。これらの皮膚疾患について、『鍼灸重宝記』（本郷正豊）の鍼灸諸病の治例に「外科門瘡瘍（げかもんそうよう）（和名：かさはれもの）」として以下のようにある。
　　「経に曰く、諸々（もろもろ）の痛み、痒、瘡瘍は皆心火に属す。蓋し心（けだし）は血を主（つかさど）て気を行（めぐ）らす。もし気血凝（ぎょう）滞（とどこお）り心火の熱を夾（はさ）んで癰疽のたぐひを生ず。……瘡は総名（そうみょう）なり。此の病、多くは魚肉、厚味（こうみ）を食し、安坐（あんざ）して、身をつかはず、色欲を過（すい）して、水（かせい）へり、火盛になり、熱毒、内に攻め、気血を煎熬（せんごう）して成る。」
　　即ち、すべての痛（つう）、痒、瘡瘍といわれる皮膚病はみな熱による。ゆえに心火に属すと。心は血を主って気を行らすのであるが、もし気血の滞りによって心火の熱を生じて来ると癰疽の類（たぐい）を生じる。瘡瘍は、これらの皮膚疾患の総称名であると言う。その原因は、魚肉や美食、運動不足、房事過多などの飲食労倦による生活状態が合併して水虚（すいきょ）し、火（ひ）が盛んとなって熱毒を生じ、その熱毒が内に作用して気血を煎（い）りこがして生ずると説く。皮膚疾患を単なる局所的な病変としてではなく、心身の偏りによる全身的な状態の現れとして捉える。そして、これらの内邪、外邪が経脈の気血の流れを阻害して

> 皮膚病を発するとするものである。

　従って、その治療には気血の流れの改善が必須となる。

2 皮膚疾患の病因からの類別

　上記の古典理念を基に現代医学における皮膚疾患を病因から以下のように区別出来る。いずれも湿疹、枯燥、紅斑などの皮疹に伴い掻痒を発する。

１．風寒によるもの
　皮膚病の多くは風邪によって発生する。

（１）外風
　自然界の風が体内に侵入すると、体表の営気と衛気が乱れ、筋肉、皮膚における気血の流れが悪くなるために皮膚の症状が現れる。

（２）内風
　主に体内の陰血不足が原因となって生じる。血虚のため筋肉・皮膚の栄養が不足状態となり皮膚の症状が現れる。風邪と寒邪により皮膚症状がでる。

２．風熱によるもの
　風邪に熱邪が合し、肌に侵襲して起こる。この２つの邪

を受けると頭・顔面部や肌に燥熱(そうねつ)が生じ、掻痒、浮腫、紅疹が発症する。

3．血熱によるもの

夏季の高温、あるいは体内の熱が筋肉・皮膚に鬱滞(うったい)することが、皮膚の症状を引き起こしたり、悪化させたりする。

4．湿熱(しつねつ)によるもの

気候・環境の影響を受けて湿邪(しつじゃ)が、飲食の不節制あるいは脾の運化機能の低下によって停滞して水気が生じる。その水気が皮膚病を起こす。治療としては、湿邪を除き脾の作用を補う。

5．血虚によるもの

気候の燥邪(そうじゃ)あるいは体内の津液不足によって皮膚が乾燥し、潤いと栄養が欠乏して皮膚の枯燥(こそう)状態となる。

3　皮膚疾患に対する鍼治療

皮膚疾患の中で、古典医学の鍼灸が取り組んできた「皮疹皮膚病」の代表的な「皮脂欠乏症」を例に「掻痒」と「枯燥（皮疹）」の鍼治療の実際を総括する。

1．皮脂欠乏症（乾皮症(かんぴ)）とは

皮脂欠乏性湿疹は皮膚科外来で最も多く見られる皮膚病である。乾燥した冬期に近くなると毎年皮脂欠乏性湿疹の患者が多くなると言う。

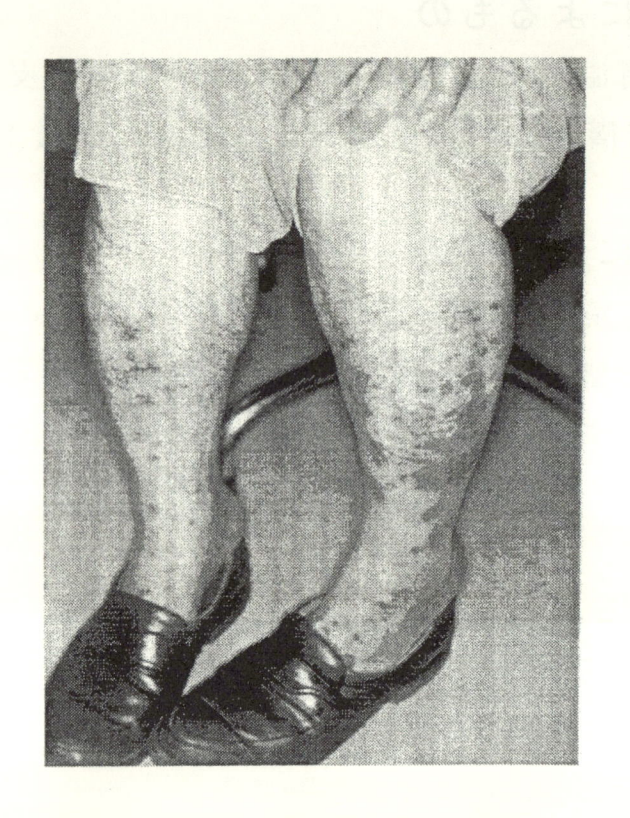

写真7－1　初診時の下腿部

　皮膚の表面には皮脂膜があり、皮膚が水分を保持するのを助け、しっとりとした肌を作っている。冬は低温のため皮脂と汗の出が少量で、加えて低湿度であるから皮膚の水分が失われやすい環境にある。年齢的には老化が進むほど皮膚は水分保持力と皮脂の量が少なくなり、老年者ほど肌が乾燥しやすくなる。
また暖房の効いた家屋は皮膚を乾燥させる要因ともなっている。主たる皮膚症状はアトピー性皮膚炎と同じく枯燥(こそう)と

掻痒である。枯燥は悪化すれば全身にわたり、掻痒も全身に及ぶこともある（写真 7-1 参照）。

２．皮脂欠乏症に対する古典鍼法
【鍼治療】
　様々な皮膚疾患に対する鍼治療は原則的には、アトピー性皮膚炎で示したように「掻痒」と「枯燥」の改善を目的に行う。重度の場合には、患者の苦痛を除くためにも鍼治療に専門医による薬物療法を併用する。改善程度に応じて、薬物を減らすか、ステロイドなどの強いものから軽い抗ヒスタミン薬などへ変更していくことが肝要である。

（１）本治
　　全身状態の改善を目的に、「難経」六十九難に基づく手足四穴および後天・先天の気の強化のため、中焦の中脘、下焦の気海丹田の二穴に刺鍼する。

（２）標治
　　局所の掻痒と枯燥の改善のため、患部を囲むように数穴に置鍼し、副刺激法を加える。治療後には円皮鍼を掻痒・枯燥部の患部に添付するとともに、臨床的に陽蹻脈の流注中の胆経の陽輔穴、三焦経の陽池穴への添付は有効である。

（３）普段の注意

搔痒が出現した際には皮膚表面を搔かないで円皮鍼上から患部下の表在筋を揉み込むように患者を助言する。これは、いわゆる「皮膚の裏から搔く」ような注意によって、皮膚を傷つけず皮疹の再発を防ぐとともに痒みを抑えることが出来る。また皮疹下の筋層は多くは緊張しているので、これを緩和して循環の促進を計り、新鮮な上皮組織の増殖に有効となるからである。

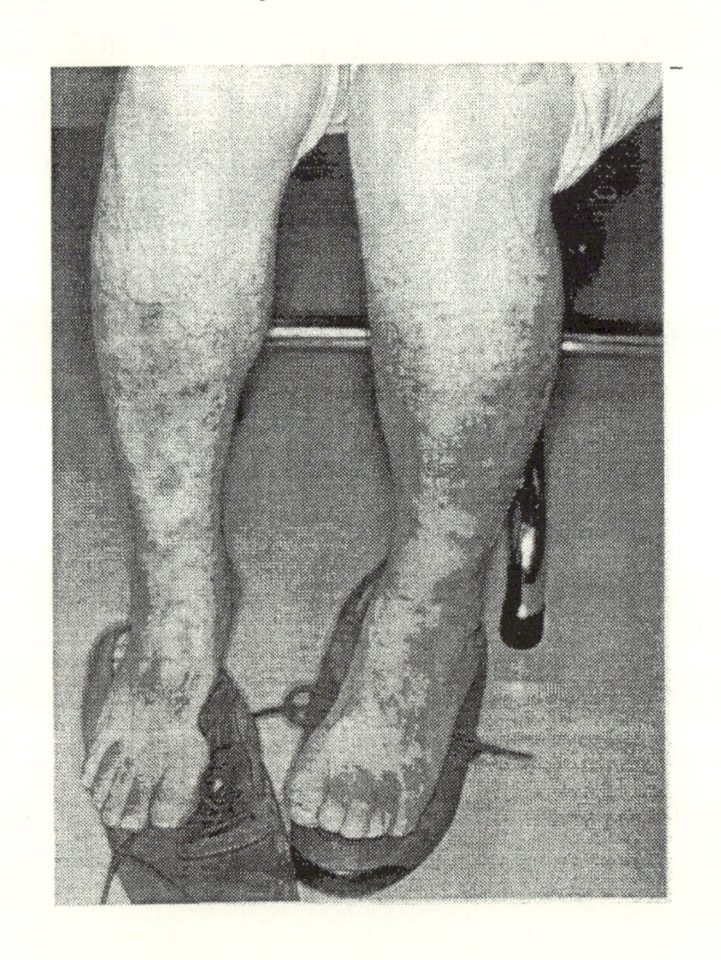

写真7－2　10診時の下腿部

(4) 評価

搔痒と枯燥の改善状況を客観的に評価するために「搔痒・枯燥評価表」を毎回治療前に症状を評価することによって、効果の認識を高めるために患者の治療への協力を頂いた。鍼治療によってほぼ改善を見た 6 ヶ月後の写真 7-2（10 診時)示した。

4　搔痒と枯燥に対する古典鍼法

　皮膚疾患に伴う極度の搔痒と枯燥の改善は全体状態の調整と局所副刺激法による鍼治療法が、気血の循環を促進して皮膚代謝の改善に有効となった結果と言える。

　局所の搔痒、枯燥に行う標治は、その置鍼による鍼感と副刺激法による皮下の表在筋の「気血の滞りによる凝り」の改善によって気血の流通を促す結果となっている。

　搔痒は鍼治療によって 1, 2 回の処置で多くは改善する。作用の由縁はなお不明である。今後の研究を待ちたい。

　古典医学では痛みは実、痒みは虚とするのではなく、熱毒の実によって、その中での痛みは実、痒みは虚となっていると説いている。このことから、痒み周辺に置鍼し、副刺激法を加えて搔痒部に鍼感を覚えさせる刺法が正に「実中の虚実」に応じた刺法となっている。痒みが治まることによって搔破行動が減り、皮膚面を傷つけることが少なくなり、結果的に皮膚炎の改善にも有効となっていく。

　なお、鍼治療後に添付する円皮鍼は、痒みの抑制と皮下の緊張緩和状態の継続を目的に行うが、患者自ら「皮下を

かく」と言う治療に参加する姿勢によって、普段の皮膚の荒れを予防する手だてとして効果的な方法である。また、患者に対しての体調の維持、心理的ストレスの改善を助言することも相乗効果として有効である。

第8章　風邪症候群に対する鍼治療

1　古典に見る風邪症候群

　かぜは"風邪"と書き表されるように、主に外界の「風」と言う「邪」が体に侵入した結果、引き起こされる症状である。
　風邪（ふうじゃ）は、熱・寒・湿・燥など他の邪気と合体することが多く、症状も様々に現れる。特に寒邪による影響が強い。

> 　江戸中期の『万病回春病因指南』（岡本一抱）や『鍼灸重宝記』（本郷正豊）の「傷寒」の項で、
> 　「傷寒 并（ならびに）熱病：冬月（ふゆのつき）風寒に傷（やぶ）られ、寒極（かんきわまり）て熱なり、即ち冬の中（うち）に病（や）むを、正傷寒という。寒毒内に蔵（かく）れて、春に至ておこるを温病（うんびょう）といい、夏に至ておこるを熱病といい、汗なきを傷寒とし、汗あるを傷風（しょうふう）とす。」
> と説いている。
> 　冬に寒邪に傷られて、冬に病を発するものを正傷寒といって、恰も今日の「かぜ」の発症である。冬に寒に傷られていながら病まず、寒の邪気が皮膚に蔵れて春になって病むものを温病といって肝の臓を病み、そして春にも病まず夏になって寒邪の影響によって熱病を病むことになる。傷寒のときは汗が出ず、汗の出る症状のときは傷風によるものと捉える。即ち冬に受けた風寒の邪気は春、夏にまでも影響するものであるからと注意を喚起している。

> 邪気は初め、風感冒(ふうかんぼう)・寒感冒(かんかんぼう)といって身体の表面の皮毛を冒(おか)し、こじらせてしまうと邪気が体の中深く経絡を冒して傷風・傷寒となる。更に深部の臓腑を冒すと中風(ちゅうふう)、中寒(ちゅうかん)といって重症、慢性化していくこととなる。また、高齢者や虚弱体質の者など、身体の免疫力が弱いと初めから邪気が深く入り込むこともある。

　治療の基本は、「扶正去邪(ふせいきょじゃ)」（正気(せいき)を助け、邪を除く）。最終的には、自然治癒力を高めて自分の力で治すよう計ることである。

2　かぜのタイプ

　かぜ症候群 "common cold syndrome" は現代医療においては上気道感染症状をもって発症するウイルス感染症の総称である。こうした、いわゆる「かぜ」を古典的立場より分類すればおおよそ次のようになる。

1．初期のかぜ（感冒、太陽病、陽明病程度）
（1）風寒タイプ
　　風寒の邪気が体表部に侵入することで発症する。寒は凝縮(ぎょうしゅく)（かたまる・ちぢこまる）する性質があるので、血行が悪くなり頭痛・関節痛が出る、筋肉がちぢこまって痛みが出る、毛穴が閉じて汗が出なくなるなどがみられる。
　　治療には、体を温めて、発汗し、体表部の邪気を追い出すようにする。

★　主な症状：風にあたることを嫌う（悪風）、ぞくぞくする寒気（悪寒・戦慄）、筋肉痛、頭痛、鼻水、くしゃみ、肩こり、倦怠、目やに

（２）風熱タイプ
　　風熱の邪気が体表部に侵入することで発症する。熱は、燃え上がる性質があるので、発熱・扁桃腺が腫れる・咽頭痛などがみられる。
　　治療には、体の熱を冷まし、炎症を取り除くようにする。
　★　主な症状：発熱、口渇、のどの痛み、扁桃炎

２．中期以降のかぜ
　　傷風・傷寒、少陽病、太陰・少陰・厥陰の病。
　　冒す経絡・臓腑によって様々な症状が発症する。
　３日以上たってもなかなかすっきりと症状が抜けないものは、邪気が体表部から体の中深く入り込んでおり、症状も様々となる。この時期には、邪気を外に出すだけではなく、消耗した正気（治癒力や体力）を補いながら、症状に合わせた治療法を行う。

３　鍼灸治療法

　風邪の発症時期に応じて本治・標治をおこなう。

１．発汗・下熱の鍼法

邪などにより発熱が中等度（38度5分程度）以下であれば次の方法を行い発汗を促し下熱する。

（1）発汗鍼

　　手足の指間部（栄穴(えいけつ)、指の水かきにあたる部、手足計20ヶ所）に皮膚鍼を1ヶ所に20回程度刺激する。刺激後には臥床させて休ませる。刺激直後に上気(じょうき)や、めまいを起こすことがあるので注意を要する。

（2）十先穴(じゅっせんけつ)による下熱

　　手指先端10ヶ所を上記と同様に刺激する。

2．咽喉痛に対する鎮痛鍼
（1）咽喉痛(いんこうつう)に対する刺法

　　刺鍼に先立って患者に唾液を飲ませて、痛む側と痛みの程度を確認する。次いで患部側の合谷穴（予備穴、曲池穴）に刺鍼し、鍼感（得気、酸・苦・張・麻）を得るように行う。次に鍼柄をしっかりつかんで杵で臼を突くように刺鍼する。10秒に10回ほど刺激し、5秒ほど留置し、これを3度繰り返す。咽喉痛が鈍痛に変わったところで終わる。無痛状態を期待して更に続けると痛みが再燃するので鈍痛感になったところで終わることが大切である。

（2）少商穴の瀉血(しゃけつ)

　　扁桃痛に対する鍼法として、古くから肺経の少商穴の瀉血が薦められている。本法より（1）の刺法の方が容易で

用いやすい。

3．鎮咳の鍼
（1）天突穴の鎮咳の鍼
　　気道粘膜の刺激による空咳(からせき)（声あって痰なし）の鎮咳には、天突穴より胸骨の裏面に添うように刺入し、気管支方面への鍼感（得気(とっき)）を確認し抜鍼する。

（2）肺兪穴から鎮咳の鍼
　　急性もしくは慢性化した咳に対しては「肺は第三椎に付く」とあるごとく、第3胸椎の高さの肺兪、魄戸(はくと)を中心にした肩胛間部および風門、風池に至る頚部に対する緊張除去を目的とした刺鍼は有効である。
　　なお、鎮咳後は肩胛間部および頚部肩背部の緊張をとる鍼、もしくは按摩法を行う。

4．一般的鍼灸・手技治療法
　　風邪の前駆症状として、肩こり、倦怠感(ずじゅうかん)、頭重感、悪風(おふう)、悪寒(おかん)、目やにが多いなどの症状が現れる。こうした前駆症状状態にある時に、いわゆる「未病治(みびょうち)」として頚肩背部の硬結などを十分緩和すれば、「傷風」「傷寒」とならずに治癒させることが出来る。時期を逸して発症した時には一般的に以下の処置をする。

① 風門、肺兪、風池、風府および孔最などを中心に緊張除去を目的とした刺法を行う。

②　腹部症状が伴ってきた時には、膈兪から大腸兪にかけての諸穴あるいは腹部の中脘穴に刺鍼する。
③　刺鍼法に加えて頚部肩背部の按摩法を行うのも風邪予防に有効である。
④　その他、随伴症状に対して処置する。

5．一般的な注意事項

①　保温や睡眠を十分とらせるなど休息に留意し、安静をとらせる。
②　乾燥や寒気、喫煙、塵埃など気道の刺激を避けるようにする。
③　風邪をひきやすい者には普段から過労を避け、栄養を十分とらせるなど予防に努める。

第9章　花粉症に対する鍼治療

1　アレルギーと花粉症

　アレルギー性鼻炎は、季節を問わずアレルギー体質をもつ人に花粉やハウスダスト、ダニなど様々なアレルゲン（アレルギーの原因物質）によって引き起こされる、くしゃみ・鼻水・鼻づまり・目のかゆみや赤みなどを総称する疾患である。中でも春先の時期のスギ花粉による花粉症に悩まされる人は、年々激しい増加を見せ、現代病の一つとなっている。いまや日本国民の3割がなんらかのアレルギー性疾患に罹患しており、国民の10人に1人が花粉症ともいわれている。高度成長期以降、日本人の生活が劇的に変化したことに原因があるとも言う。

　古典では「花粉症」といった特定の病証はみられないが、一般的には、「鼻の病（はなやまい）」として捉えている。
　本郷正豊の『鍼灸重宝記』「鼻病（びびょう）」には、
　　「鼻は肺の候（こう）なり、和するときは、よく香臭（こうしゅう）を分す。若し、七情内（しちじょううち）に欝（うつ）し、六淫外（ろくいんそと）を傷（やぶ）り、飲食労役して、鼻気調（びきととの）はず、清道（せいどう）ふさがりて、病（やまい）をなす鼻塞（びふさが）り、濁洟（だくてい）（和名：あおばな）を流すは、熱邪とし、清洟（せいてい）（和名：みづばな）を流すは寒邪とす。…」
とある。即ち、鼻は肺の外口であって、和するときは肺の気がよく通

じて、香臭を嗅ぎ分けることができる。七情（喜怒憂思悲恐驚）による精神的なストレスによって内に気が欝したり、六淫の外邪（風暑湿燥寒火）によって身体の外を傷ったり、飲食が過ぎたり、体の疲れ過ぎのために、鼻の機能が障害されて鼻の病となると、「こころ」と「からだ」の不調、それは飲食・過労などが起因して発症すると捉える。また、「鼻塞り、濁涕を流すは、熱邪」とし、「清涕を流すは寒邪」とすると、鼻の症状に応じて病因を分けて処置を行うよう教えている。花粉症は古典的に診れば「かぜ症状」と類似した急性症状であると診ることができる。

　従って、症状が強く出ている時期は、症状の性質に合わせた鍼灸・手技療法でつらい症状を改善（標治）し、さらに根本治療として、症状の出ていない時期から原因となっている身体のバランスの崩れや心理的ストレスの解消などを整えること（本治）で、アレルギーの体質改善を目指して治療と予防を行うことが大切である。

2　花粉症のタイプ

1．症状出現期

（1）風寒タイプ
　　風邪（花粉やほこりなど）と寒邪が体表部に侵入することで発症する。
　　★　主な症状：鼻水、鼻づまり、ぞくぞくする寒気、筋肉痛、頭痛

（2）風熱タイプ
　風熱の邪気が体表部に侵入することで発症する。熱は、炎症を引き起こすので、口渇、目の充血など炎症性の症状がみられる。
　★　主な症状：黄色い鼻水、鼻づまり、目の充血（けつ）、口渇、熱感

2．症状緩解期
（1）肺虚タイプ
　漢方では、「肺は鼻に開竅す（肺の病は鼻に表れる）」といわれるように、肺は鼻の症状と深い関係がある。また、肺は、体表部の防衛（気の防護作用）も担っているので、肺機能が失調すると、邪気（アレルゲン）が侵入しやすくなってしまい、鼻炎症状が現れる。治療には、肺機能を高めていくような方法をとる。
　★　主な症状：息切れかぜをひきやすい、顔色が白い、咳がでる、汗をかきやすい

（2）脾虚（ひきょ）タイプ
　脾は消化吸収機能を管理（運化・整備）しており、脾の機能が失調すると、余分な水分が身体にたまりやすくなる。また、脾は肺と母子関係にあるので、脾の機能低下は肺機能の低下を招く。治療には、脾機能を高め、水分代謝を促すことを目的とする。
　★　主な症状：食欲不振、軟便、疲労感、腹部振水音、むくみ（浮腫）

> 岡本一抱の『万病回春病因指南』「鼻病」の項に、
> 「余視るに或は風寒。或は痰氣。或は血瘀。或は瘡毒の類ひ。實邪其の鼻に滞て鼻窒（和名：びへい）する者。邪さる時は自ら宣通することを得て恐るに足らずと。其の或は實滞の邪なく。蔵元虚して清陽升達せざるが故に鼻窒して香臭入らざる者は。天氣の養ひ入ること能ざるを以て危症とすべし。世の知ざる所也。」
> と、実邪による鼻の症状はいわゆる風邪のような鼻炎で、治しやすくして恐れるに足らない。実邪なくして虚しての病は危症で治しがたく、単なる鼻症状ではなく精神的肉体的な調和が必要であることを暗に述べている。

正に花粉症のような病態を指しているのであろう。

3 鍼灸療法

（1）花粉症の鼻症状

花粉症の鼻症状に対して、両側陽明経の温溜にステンレス1番鍼を直刺し、「ひびき」を得て10分ほど置鍼する。刺鍼後は円皮鍼を添付して患者に朝、昼、夜の1日3度ほど円皮鍼上より指先で10回ほど軽い圧迫刺激を加えるよう指示する。目の充血、周囲の赤味には太陽穴の置鍼が有効である。

（2）花粉症に伴う頭痛

　　花粉症に伴う頭痛、頚肩部の凝り感、その他呼吸器や消化器症状に対して、標治として対応する。

　　鼻は「天門」として気の出入するところから頭部の百会、上星、顖会、顔面部の頭維、頚部の風池、肩背部の風門、肺兪、肩井、肩外兪、そして手に引く意味から陽明大腸経の温溜、曲池、合谷さらには消化器症状には、やはり陽明胃経の足三里、豊隆などの諸穴より選択する。

（3）精神的な調整

　　精神的な調整にはカウンセリング・マインド的に対応して心理的ストレスの解消を図る。肉体的には冷え症、低血圧症など自律神経失調状態が伴う患者が多いので、普段からの体力増進や栄養状態の改善を図り食事療法、軽度のジョギング、ウォーキングなどを指示する。

4　最近の「温溜穴」の症例から

［症例］
　　花粉症：女性、34歳、研究所実験助手
　　初　診：2005年7月29日
　　主　訴：肩こり、頚部の痛み。一週間前より細胞培養を1日3～5時間 はじめるようになって発症。冷え性で、朝方に下腿部が攣ることがある。

　　　　脈証は沈で細、腎虚。
合併症：花粉症、低血圧症。
家族歴：二人の男児のうち長男がアトピー性皮膚炎。
　　　初診時より第8診まで、主訴症状に対して治療する。
第9診（10月28日）：主訴症状はほぼ改善。目の疲れ、アトピーによる下肢の痒み、くしゃみ・鼻水が出るなどの鼻炎が発症。
　　　本日より温溜穴に置鍼と治療後に円皮鍼を貼布する。
第10診（11月11日）：手足の冷え、むくみ。
　　　温溜穴の鍼治療を希望。
第11診（11月18日）：頚肩部の違和感、足の冷え、むくみ。鼻づまり、鼻水は気にならなくなる。
第12診（11月25日）：花粉症は軽快、頚肩部は昨日より再発。手足の冷え、腎虚。
第13診（12月6日）：アトピーはたまに鼻炎が起こる程度。 肺腎虚(はいじんきょ)。
★症状：鼻づまり、鼻水、くしゃみは、たまに気になる程度に良好な状態が保たれている。

第10章　生理痛に対する鍼灸治療

1　月経と生理痛

『黄帝内経素問』上古天真論に女性の成長は、

「女子は７歳にして腎気盛んになり歯まり髪長し。二・七（14歳）にして天癸至り任脈通じ、太衝の脈盛んにして、月事時を以て下る。故に子有り。‥‥」

とあって、腎気によって行われると考えられている。そして、月経は、腎気が充実して開始され、「月事」「月真」「月水」「経水」などといい、子宮からの周期的出血をさす。従って月経に直接関わる生理痛についても腎機能の関与は大きく、治療には必ず腎を考慮しなければならない。また、気血は月経を生ずる生理機能に深く関与しているため、気血の失調をまねくような原因は避けなければならない。

即ち、月経は主に血が関与し、血は臓腑から発生し、気の推動により全身をめぐり、気と血はお互いに依存する。気血のバランスにより正常な月経が維持される。

生理痛は、漢方では「痛経」とよび、痛みのある月経と言う意味がある。しばしば激しい生理痛を訴える女性が、よく見られる。検査などを行っても何ら問題のない時も多い。

しかし、自覚症状が強く日常生活に支障があるものには

治療が必要である。

2 生理痛の病理

　一般に脈診では、月経来時および月経期間の多くは、脈は滑である。脾虚で湿盛による帯下病では脈は緩滑で、腎気虚損では尺脈沈遅が多い。下腹部に月経前、月経中に発症する疼痛は実証が多く、月経後に発症する疼痛は虚証が多い。激痛で触れたり圧されると一層不快を感じるもの（拒按）は実証である。隠痛で触れられたり圧されたりすると心地良く感じるもの（喜按）は虚証にみられる。さらに四肢に冷えがあって、下腹部に痛みが診られ、温めると心地良く感じるもの（喜温）、喜按であれば虚寒である。また、下腹部に結塊が触知され、押さえると激しい疼痛があって、血塊の排出後に軽減する場合は悪血である。

　なお、隠痛はしくしくした鈍痛で、脹痛は胃・腹部の脹る痛みである。

3 生理痛のタイプ

1. 気滞悪血タイプ

　性格が抑鬱で、月経前後に内傷七情が起こり、気滞で血行が滞り、生理痛を発症する。また、主に肝の気滞によって起こる。治療としては、気血の流れを良くするように努める。主な症状は、腹部脹痛、拒按、胸脇苦満、月経量は

少なく色は紫暗、血塊がある。

2．陽虚タイプ

　雨に濡れたり、水泳、生冷食品を過食、寒冷の環境、或いは陽虚内寒により、血行が滞り生理痛を発生する。主な症状は、下腹部疼痛、冷痛、温めると軽減、寒がある。

3．気血不足タイプ

　脾胃の虚弱による気血の不足、病気の慢性化による気血の消耗などで、気虚血滞となり生理痛が起こる。主な症状は、月経後、月経中の下腹部隠痛、重い感じ、月経量が少ない、食欲不振がある。

4．肝腎陰虚タイプ

　先天的の肝腎不足あるいは出産過多、房労過多などで肝腎を損傷し、血・精が不足し疼痛を発生する。月経後に下腹部の隠痛、腰痛、耳鳴りがみられる。

4　鍼灸治療法

1．治療の原則

> 岡本一抱の『万病回春病因指南』調理に、
> 「婦人経水、調順なるときは、百病生ぜず。あるいは生ずといえども病軽し。およそ調経の道は気を調えて寒を除き

温に附き火を清し痰を順　流するにあるのみ。」
　と、あるように基本的には気血を整えることが治療の原則となる。
そのためには先天の本、即ち精を蔵し、月経の根本をなす腎機能の
改善は重要である。また、後天的に気血の生成源である脾胃の運化、
即ち消化機能を整え気血のバランスを調えることも大切である。さ
らに女子は、月経や授乳など血を失いやすく、気分が変わりがちであ
るため、情動に関与する肝気の調整にもつとめなければならない。
　本郷正豊の『鍼灸重宝記』腹の痛みの項に、
　　「いずれの腹痛にも、先ず腹に鍼灸すれば、かえって痛み増
　　すものなり。必ず先ず足の穴に鍼灸して、痛み和らげてのち
　　腹に刺すべし。」
　と、実性の激しい痛みであれば、遠隔刺法で、先ず痛みを鎮めて
から、疼痛患部に行うように指示している。
　また、「万病回春病因指南」腹痛の項にも
　　「経を以て云うときは、則ち腹は総て・腎経の流れるとこ
　　ろ。脇肚は、肝胆二経の行くところ、かつ肝経は小　腹にも、
　　また流る。腹の中行は任脈の行くところなり。これを以て
　　病みて腹痛する者は、その痛みの各部を分かちてこれを生ず。」

　と局所の治療に当たっては、生理痛を発している患者の
虚・実に応じて行うように述べている。
　生理痛の軽減のための治療時期としては、月経の始まる 2、
3 日前が適当である。月経来潮期であっても鎮痛効果は有効
である。

2．本治的鍼法

生理痛を訴える者には、月経不順、月経困難、帯下(たいげ)、下腹部・腰・手や足の冷え、手・足のほてり、頭痛・頭重、腰痛など様々な全身症状を伴う、しかも慢性化していることも多い。
　そこで、普段より全身状態の改善を目指して本治的処置を月経時に拘(かかわ)らずに施(ほどこ)しておく。

① 腎虚系の者には冷え症、低血圧症あるいは虚弱体質が多くみられるので、腎経を中心に補的刺鍼や腹部、腰仙部、足部に灸を一から三壮、あるいは温灸を行うなど保温に努める。

② 後天的に胃腸が弱く栄養状態も悪く痩(や)せ気味、いつも体がだるいなどの症状がある者には、脾胃の機能を高めるように図る。食事療法や軽度の運動法を指示して体力をつけるように指示する。

③ 精神的にナイーブ(感じやすい)な者については、肝機能の調整のために、頭痛、頭重、肩こりなどの緊張除去を図るとともに、カウンセリング・マインド(心の指導)をもって心のケアに努める。

3．局所腹部の痛みに対する標治

　腹部の激しい生理痛であれば、足の水泉、三陰交などに刺鍼して痛みを緩和する。次いで腰部の三焦兪、腎兪、志室、仙骨部の次髎などの反応点に刺鍼を行う。腹部には、任脈

経から中脘、気海や関元より選択する。特に腰仙部の緊張緩和の刺鍼は有効である。

4．一般的な注意事項

　鍼灸治療によって、気血の循環が整って体調が良好な状態は、とかく一時的なことが多い。そこで、この良好な状態を永続的なものに維持するためには、患者の協力が急務である。患者が興味をもって出来るような運動操作、例えば、気功の動作を取り入れたり、刺激点に円皮鍼を貼付して時々その上から指で刺激してもらうなど工夫をこらして提供するように図る。

第11章　頚背痛

いわゆる「肩こり」に対する鍼治療

　頚肩腕及び背部の痛みや硬結などは、鍼施術にとって「腰痛」と並ぶ日常最も遭遇しやすい症候群である。その原因は頚髄・頚椎等に起因するもの、頚肩背部の軟部組織に起因するもの、あるいは胸・腹など内臓に起因するものなど様々である。現代医療では「頚肩腕症候群」、「胸郭出口症候群」、「うつ向き症候群」などの整形外科的疾患あるいは高血圧症などの自律神経失調症に伴う、いわゆる肩こり症を含めて取り扱われているものである。ここでは軽度な器質的変化もしくは軟部組織の傷害等による機能的変化にとどまる外科的手術等を要さない、比較的軽症型のものを取り上げる。これらはいずれも鍼施術に適応するもので、臨床実践を踏まえ古典医術的な立場より考察する。

1　古典医術から見た頚背痛とは

　江戸時代における「頚背痛」の取り扱いについて当時の医書をみると、「頚背痛」としての具体的記載は少ない。その中で、本郷正豊『鍼

灸重宝記』（1718年）の鍼灸治例に「痃癖(けんへき)」として、

「肩の痛むこと、或いは痰により、或いは風寒湿よるといえども、多くは気血(けつ)つかへたるゆえなり、此処に鍼刺すこと秘伝あり。まづ手にて肩を押してひねり、撫くだし、気を開かせて、後に鍼刺すべし…」

と示している。また、芦原英俊(あしはらえいしゅん)『鍼道発秘』（1831年）においても「痰症(たんしょう)」の項に、

「痰には肩背をゆるめ、次に7、9、11（椎）を深く刺して気をめぐらすべし。また手足に強く引くべし、あるいは横腹(よこばら)を深く刺して、とどむるに妙なり。」

とある。

「痃(げん)（和名：ひきつる）」とは湿邪に属し、津液(しんえき)が変化して病邪となったもので、この痰の鬱滞が肩背痛や肩こり状態を起こすとしている。菅沼周圭(すがぬましゅうけい)『鍼灸則(しんきゅうそく)』（1767年）では単に「脊痛(せきつう)」として、一般的な背痛をわずかに挙げるにとどまっている。

今日のいわゆる肩こり症は、江戸時代の古典医術では「諸気」「諸血」（あるいは鬱症）などとして、気血・痰などの全身的鬱滞症状の一症状としてとらえている点に留意すべきである。

岡本一抱『鍼灸抜粋大成』（1698年）に

「それ百病は気より生ず。」

とか、鬱症の項に

「人の気血通過すれば百病生ず、かかるが故に人の諸病は多くは鬱より生ず。」

などの言からも知ることができる。

2 頸背痛の臨床的分類

　頸背痛や頸部に関連した疾患を、臨床上経絡経穴論や解剖学的視点から、次の4タイプに分類する。

1．上部頸椎型（耳下部を含む）

　後頭骨後頭顆および環椎（第1頸椎）、軸椎（第2頸椎）の上部頸椎での可動は、日常生活においては重い頭部を頸椎上に支持し、しかも微妙な運動をおこなう。従って、これらに関与する深層の小筋群は疲労しやすく、緊張、硬結としてよく触知される。唖門から天柱、風池、天牖（てんゆう）、天容、耳下部の翳風（えいふう）など、いわゆる上項線に沿う諸穴はこれらを物語るものである。又、耳下部（耳垂及び下顎枝と側頭骨又後頭神経の通過部位でもある乳様突起（じすい）との間の陥凹部）の狭い部を手の三陽経が、そして後頸部を足の二つの陽経が密集して通過していることからも臨床上うなずけるところである。

　解剖的には肋横突起には椎骨動脈、深層には内頸動脈及び頸部リンパ管（節）通過部位で、脳内や顔面部の循環に影響する箇所であり、また後頭神経の通過部位でもある。さらに頸椎前面には交感神経幹の上頸神経節があって、自律神経系を介しての頭部への影響も大きい。実際この部の緊張除去によって耳鳴り、頭痛、鼻づまり等の改善や、視

力の回復がはかられることからも理解できる。

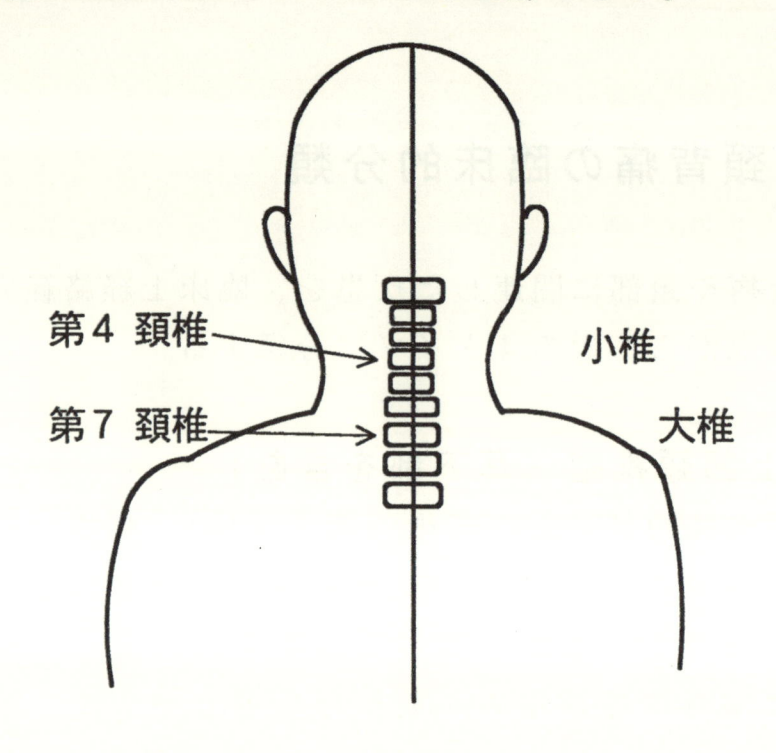

図 11 － 1　小椎穴（古典）

2．中部頚椎型

　第 4 頚椎を中心におこなわれる可動は上部頚椎型よりも比較的大きな頭部運動が第 5 頚椎以下の固定によっておこなわれる部である。古典医術では「大椎の上 2、3 個の小椎」があってその上の陥凹部にあたる。漢方解剖図には記載がないところである。経穴は後頚部に天窓、前頚部に扶突・人迎など比較的まばらな部であるが、臨床上では第 4 頚椎棘突起下、あるいはその直側部には圧痛、硬結、緊張がよく観察されると共に、天窓や扶突の側頚部や前頚部中央を

中心に強い緊張を触知するケースが非常に多い。これは腰部での第5腰椎、頚部での第7頚椎に類似した位置にあって、中頚部での可動の中心的役割を果たしているために、その可動に関連する軟部組織の傷害をおこしやすい。そこで、第4頚椎棘突起下を診断・治療ポイントとして大椎穴に対応させ、「小椎穴（仮称）」と名づけて臨床に用いている（図11-1参照）。又、これらの頚椎前面には交感神経幹の中頚神経節があるので、上記同様椎骨動脈・頚部リンパ管等の循環機能に加え、交感神経節を介しての影響も大きいものがある。

3．下部頚椎型

　第7頚椎を中心とする頚部の可動は、頭部および頚部全体の運動を司るとともに、頭部の微妙な運動のさいには支持・固定して可動を補助するのである。

　従って、日常生活では変形性頚椎症など疾患の起こりやすい部位である。経絡流注上、大椎穴を中心として手の三陽経と足の陽経が交会しており、重要部位であることを示している。手の三陽経の支配領域は上肢外転位で、観察すれば解りやすい（図11-2参照）。

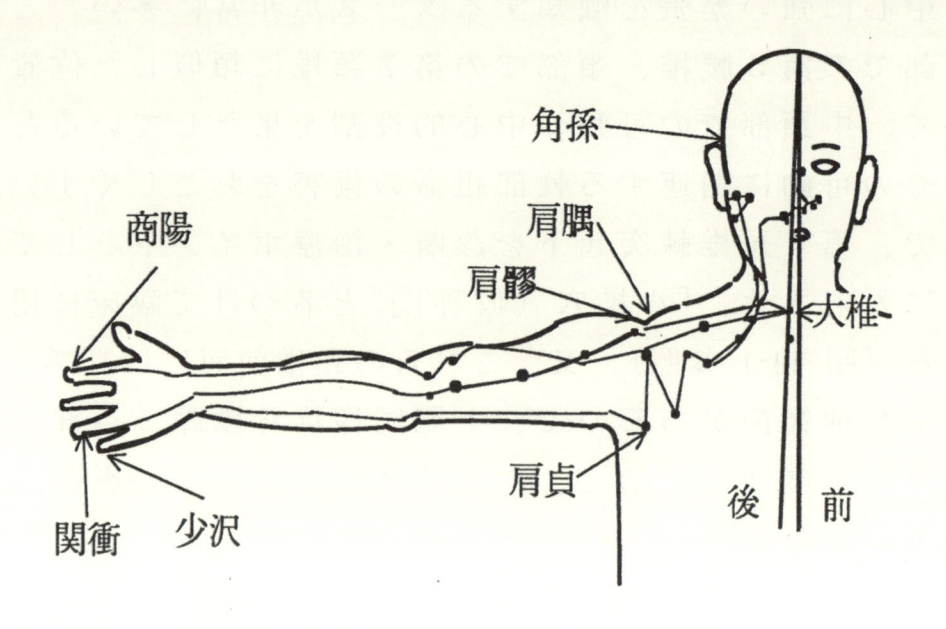

図11-2 手の三陽経の支配領域

大腸経は上肢の前外側を上り、三焦経(さんしょうけい)は中央側を、そして、小腸経は後外側を上る。それぞれ大椎に集まり、その領域が腕神経叢(わんしんけいそう)の部位にほぼ対応している。頚部以上では、三焦経と小腸経の流注が耳下部で接近している。経穴においても大椎穴を中心に治喘、肩中愈(けんちゅうゆ)、肩外愈(けんがいゆ)、肩井や天髎(てんりょう)など頚肩腕症候群には欠かすことのできない諸穴が位置している。また、これら頚椎や上胸椎の前面には交感神経幹の下頚神経節が位置し、この部位の影響は下頚神経節等を通し、胸腔・腹腔内臓の機能に影響している。結合組織マッサージにおいても、この第7頚椎周囲を基本操作部位としてとらえている。実際、この部位の軟部組織の緩解によって高血圧(けつ)が解消されることや、喘息や喘鳴など改善できることからも解る。又、この部位に関連して鎖骨上窩(さこつじょうか)（欠盆(けつぼん)）には、膀胱経を除く手足の三陽経が通過していることは、

今日の胸郭出口症候群を暗示するもので、臨床上の確かさが立証されているといえよう。

4．混合型

　実際の臨床では、往々にして1．2．3．のものが混合して現れていることが多い。それらは胸椎以下の脊柱の変形にともなって、これら頚椎部においても全体的バランスをとるために、頚椎周囲の軟部組織の異常・緊張によって混合型として発するものも多い。

　次に、具体的症例をもって鍼治療法を示すこととする。

3　頚椎症に伴う頚背痛

1．頚椎症とは

　少頚椎症とは頚椎の加齢的な変化が起因して起こる疾患である。この変化が周囲の骨や軟部組織に退行性変化が発し、脊髄や神経根、交感神経の刺激や圧迫による症状を呈してくるもので中高年者に多くみられる。病因と臨床症状から頚椎症は、局所症状型（関連痛型）、神経根型、脊髄型、バレー症状型に分類されている。

（1）局所症状型（関連痛型）

　局所症状型は肩こりや項部の重だるさ、疼痛、肩甲間部痛をきたす脊椎洞神経といわれる交感神経を含んだ知覚神経を介して生じる症状である。

（2）神経根型

　神経根型は上肢に放散する痛みや痺れが現れる。頚や肩の痛みやこり感も伴うことも多い。上肢の知覚、筋力、深部反射は障害神経根に一致して異常が見られることもある。

（3）脊髄型

　脊髄型は脊髄の刺激、圧迫による症状が発現する。上肢の重だるさや指先のこわばり、脱力感が生じ、日常動作に障害が見られることもある。症状がひどくなると歩行障害や膀胱直腸障害も現れる。

（4）バレー症状型

　バレー症状型は椎骨動脈循環不全症状として、めまい、動揺感、目のかすみ、複視、失神発作などの頭部症状を生じる。椎骨動脈の血管壁に分布している椎骨神経が刺激され、動脈攣縮を起こして脳底血行が障害される結果とされている。

2．頚背痛に関する治療

（1）全身調整

　頚背痛といっても単なる痛みのみではなく、痺れや肩こり様の異常緊張感を含めた治療を施すことになる。しかし、古典医学にあっては全身の「諸気」、「諸血（鬱症）」や「痰症」などと気血・痰（津液）の滞りがその一因であるとするところから、当然全身的な改善を図らなければならない。

具体的には証の決定を行って臓腑経絡調整をすることになるが、特にこれらにこだわらなくとも全身の「邪気あるところを下し、精気をめぐらす」との理念をもって丁寧に補瀉していけば、その目的を果たすことができる。

（2）脈診による効果診断

　全身状態が目的通り調整がなされたか否かについては、臨床上簡易な脈診法によって確認することができる。術前の診脈が術後の検脈によって、次の三つの脈状の変化のうち、いずれか一つ感知できれば、おおよそ調整はうまくいっていると判断できる。感知できれば、施術後の予後は良好となり症状は確実に消失もしくは軽減するものである。

（3）診脈と検脈による術後の効果判定

① 左右の寸関尺部が、全体的に揃ったように触知できるようになること。
② 脈の速さが、術前より術後ではゆったりとした脈として感知できること。
③ 脈状がどことなく柔軟性をおび、しなやかで潤いのある脈として感知できること。

　これは単に、本症にとどまるものではなく、どのような症例にも応用できるものである。

3．局所的処置

　『鍼灸重宝記』に秘伝として示されているように、頚部

及び背部の異常の軟部組織の硬結の緩解を目的に、
「邪気（硬結）あれば、良く按じて後に刺す」
と。

先ず邪気を下した後に鍼で置鍼や副刺激など微妙な補瀉法を行う。施術後には円皮鍼を貼付して効果の持続を図る。

選穴は上記4タイプによって多少異なるが、おおよそ次の群より選ぶ。

1群　天牖　天容　風池　天柱
2群　小椎（仮称）　天窓　扶突　天鼎
3群　大椎　治喘　肩中兪　肩外兪　肩井　天髎
　　　上肢三陽経の諸穴
4群　身柱　肺兪　魄戸　督兪　厥陰兪　膏肓
5群　膈兪（7椎）肝兪（9椎）脾兪（11椎）
　　　下腿の三陽経の諸穴

（1）併用治療

上記の鍼療法に加え、治療効果の持続と予防医学的な立場から、特に有効と思われるものとして運動法を処方する。アイソメトリックスのうちより4、5種類を応用して、患者自ら毎日2、3回行うように指示し、1運動についで数回、左右ゆっくりと緊張を感じながら繰り返すよう指導する。その効果は筋肉のゆっくりとした伸展と収縮を繰り返すことによって、筋内の血液循環を促進し、疲労産物の除去による疲労の回復とリラクゼイション的効果を期待するものである。

（2）症例

「第6、7頚椎、第1胸椎間に起因する頚背痛」（混合型）

患者：女性、54歳、パンフラワー講師。

主訴：左の肩上部から肘外側および手掌全体の痺れ、時々頭痛。

現病歴：6ヶ月前から痺れを感じていたが、3ヶ月前に就寝時に悪化した。かかりつけの内科クリニックを受診したところ、頚部からのものといわれ薬物療法をうけているが、改善がみられないと言う。

現症：左手掌面全体が常にピリピリと痺れが切れるように痺れている。頚部から肩肘にかけて重だるい。パンフラワー教室が忙しく頚肩背部の凝り感、頭重感がいつもある。不眠がちである。

理学検査：ジャクソン・テスト、スパーリング・テスト姿位で痺れが増悪。イートン・テスト陽性。触痛覚C6、7領域に左やや陽性。握力右21、左16。

既往症：39歳にWPW症候群、緑内障を発症、49歳頃から高血圧症。血尿のため年2回検査通院。

古典医学所見：中肉中背、声やや低く力がない。下腹部が冷え、脈沈実で腎虚。大椎の左直側から肩背、側頚部に硬結、上腕・前腕の三陽経の領域に違和感、五指を含めて手掌面全域が痺れる。

（3）処置と経過

初診（1月20日）：慢性的な腎虚証に、加重作業の労倦の邪が病因と診る。仰臥位で本治として復溜（腎経）と経渠

（肺経）および上腹部の中脘および気海丹田に補法の浅刺。

次いで左を上に側臥位で、第2、3群の諸穴ならびに手に引くために曲池、腕骨、陽池に刺鍼する。特に後方より大椎・定喘、前方から天鼎・扶突・天容の置鍼。さらに腹臥位で5群の諸穴を中心に散鍼。

2診（1月27日）：眠れるようになる。夜間痺れで目がさめることはなくなる。

3診（2月3日）：三日前に作業中に左手指を突き指をするが、痺れのVASは初診時10から5となる。

4診（2月10日）：鍼受診が待ち遠しいとのこと。痺れは拇指示指側に限定される。VASは2。

5診（2月24日）：痺れは拇指側が多少残っている。天気が悪いと頭痛があるが普段はなくなり全体的に良好である。VASは1。

以降は2週に1回で施術を継続し、4月以降は1ヶ月に1回程度とし不調の兆しが出てきたならば早期に来所を指示して終了した。

4 肩こり、頸肩腕部の障害

1．「肩こり」と言う語

　江戸時代の古典書には第1回で示したように類似の用語は「痃癖」で「肩こり」とは出てこない。「肩がこる」と言う言葉が出てきたのは、明治42年頃の作である夏目漱石の『門』に初めて「肩がこる」と言う用語が使われている。それ以前では「肩がこる」と言う用語は辞書にも出てこない。樋口一葉の『ゆく雲』には、「肩が張る」と表現されていることから、当初は「肩が張る」といっていたのであろうか。いずれにしても「肩がこる」と言うのは日本人特有の言葉で、110数年前頃から一般的な1つの現代病的な症状となってきたといえる。

2．肩こりとは

　一言でいえば肩の筋肉が緊張するために起こる鬱血。つまり、肩こりの多くは、肩の筋肉の血のめぐりが悪くなるために起こる。それは人類が直立して歩行するようになった約400万年前からの宿命といえる。直立歩行は、筋肉や骨に不自然な負担を強いてきた。

　頭の重さは約5Kg、これを常に首の上にのせて、首の骨と筋肉が支えて活動している。そして頭には目、鼻、口、耳など敏感な感覚器官があり、たえず頭は動いているため首にかかる負担は相当なものになる。さらに、肩の両側から

は2本の上肢が下垂しており、この両上肢も体重の約8分の1の重さがあると言う。それが物を持ったりして活動している。この頭と上肢を首と肩が支えている。その負担から、いわゆる「肩こり」、頸肩腕部の障害をきたしてくる。現代的にいえば、悪い姿勢は首や肩、背中や腰などの筋肉や骨などのバランスを崩すことになり、いわゆる頸椎症、胸郭出口症候群あるいはこれら以外の原因不明な狭義の頸肩腕症候群を発症することになる。さらに、悪い姿勢は胸腹の内臓にも影響して種々な患を生むことにもなる。産業医学では労働加重による「頸肩腕障害」といわれる。また、肩こりは加齢現象の一つとしても現れる。運動不足は体の老化を促し、ひいては頭や腕を支えるための筋肉や骨を弱め、血行障害を生むことにもなる。心理的なストレスも頸肩背部の持続的な緊張を引起し、あなどれない要因である。

3．頸肩腕部の障害に対する鍼施術法
（1）古典に見る肩こりの刺法

> 本郷正豊『鍼灸重宝記』（1718年）の鍼灸治例に「痃癖」として、「此処に鍼刺すこと秘伝あり。まづ手にて肩を押しひねり、撫くだし、気を開かせて、後に針刺すべし。・・・これを刺すには、針をふして皮肉の間をすべし、少しも肉を刺すことなかれ、肩背には撚針を用いべからず。・・・」

と、標治的刺法を示している。この刺法は『鍼術秘要』の絵図に見ることができる。

（２）『鍼術秘要』における肩背の刺法

　坂井豊作著『鍼術秘要』全三冊（1866年）には、九鍼や撚鍼法、打診法の掲載はなく、専ら管鍼法と肩上部や背部、足部など各局所の刺鍼法を絵図をもって解説している。江戸末期から明治期の刺法を知ることができる鍼灸書である。

　「この点はごりごりとする凝肉絡にて、患者の絡は、常人の絡よりは太く大いにして、はなはだしきを覚う。」

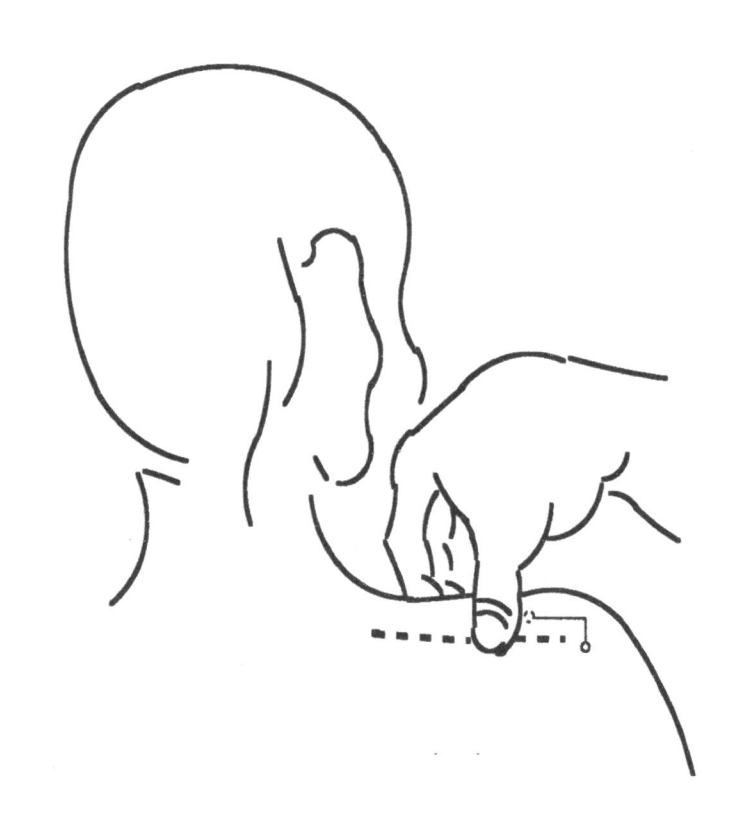

図 11-3　手太陽小腸経を両肩にて取る図

（患者座位の右肩、背面からの図）

　図11-3 は右肩上部中央に横に１本の点線が引かれている。その外端に〇印がある。この〇印に術者の拇指を当てて、先ず按じて気血の凝りを解す様子を示している。

「初の針、第二の針、第三の針、第四の針、第五の針 此一針大いに効あり。」

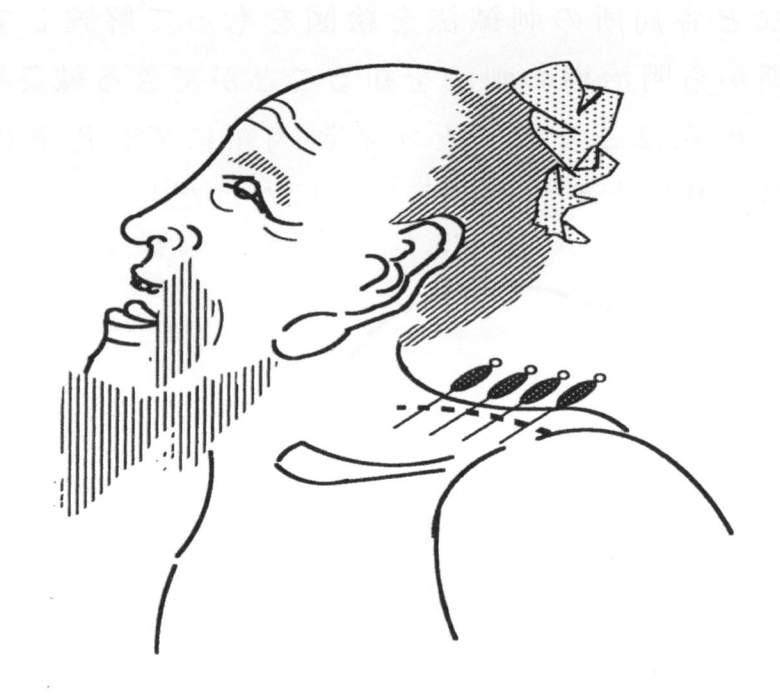

図11-4 手太陽小腸経を肩にて鍼術を施す
（患者座位の左肩、側面からの図）

「足太陽膀胱経を、背にて二行通りと、三行通りとを針するには、先づ患者を横に臥さしめ、医その後えに座し、図の如く五指にて、脊椎上側骨の両傍、溝の如き肉の割れ目を、両肩の下より臀肉の上際まで、左右に行をなしたる所をつかみ見る。ごりごりとして指に応ずる大絡あり。病なき者といえども、同く有りといえども、病者の如きは、その肉絡太く大いにして、痛みを覚ゆることも、常人よりははなはだしきものなり。これをもって病絡と、病絡に非ることを知るべきなり。」

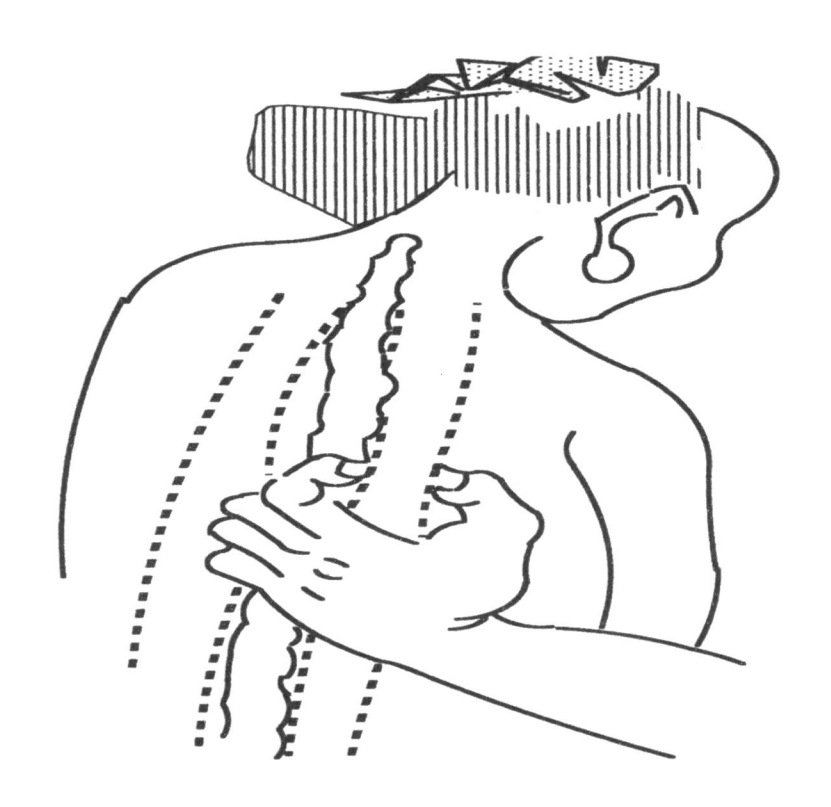

図11-5 足太陽膀胱経を背の二行にて取る図
（患者右を上に側臥位。他図は按ずる図）

「背の二行通りを針するに、臍より上にて痛む症には、第二椎骨、或は三椎骨の両傍、各一寸五・六分許りの所にて、図の如く上より下の方へ向け、少し椎骨の方へ斜に、彼のごりごりとする肉絡をかけ、深くささぬ様にして、第九椎骨辺の両傍まで、二行通りを追うて、左右各五・六針刺すを常法とす。しかりといえども病の軽重に従い、左右各二・三針より、七・八針に至ることもあるなり。

もし彼のごりごりとする凝絡と、病症の模様によりては、又図の如く椎骨の際より、下の方へ向け、少し腋の方へ斜に刺すこともあるなり。その時の宜きに従うべし。しかり

といえども、この針の症は、はなはだまれなるものなり。」
　この11-5　絵図は、側臥位の背面正中線に脊椎をとり、その右側と左側にそれぞれ内に2行通り、外に3行通りの膀胱経が肩から臀部に計4線が引かれている。図11-5は刺鍼前に術者の拇指と4指を頭方にして筋肉をつかみ緩めている。

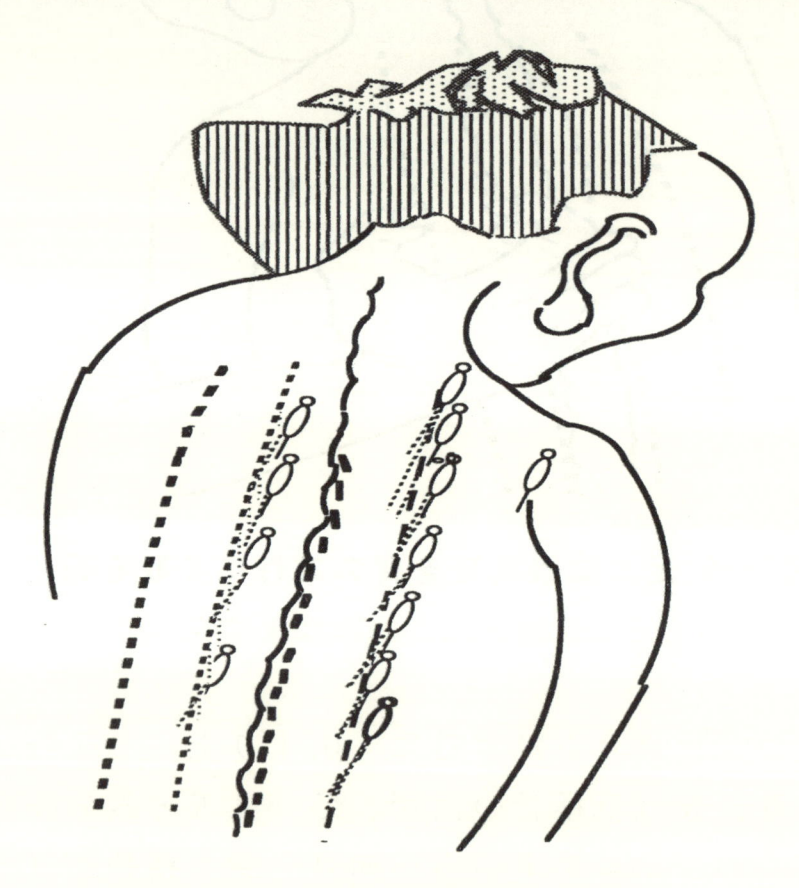

図11-6　二行通り鍼ををする図

　次いで図11-6のように右側の3行通りに第2，3椎骨の高さから鍼先を足方に寝かせて腰椎の2，3椎骨のあたりまでに7本刺入されている。さらに左の2行通りに同じく5本の鍼が鍼先を足方向に向けて刺入されている。ごりごりと凝り（肉絡）の程度に応じ鍼先は椎骨の方へ、あるいは

側胸方へ斜めに向けることも良い。深く刺さぬように寝かせて注意して刺鍼する。「病絡」は健康人に比してはなはだ太く触知されるとある。

5　併用する治療と予防の運動法

１．運動法を併用する意義
　鍼療法に加えて、治療後には、治療によって良好となった状態を維持するために、患者に有効と思われる運動法を処方して、改善の維持に努める。患者は往々にして解っているけれども続けられないケースが多い。患者が受容して実践してくれるように、「面白がって」「楽しんで」、毎日休むことなく継続してもらうことが大切である。そのためには運動の意味の理解と、簡単で興味を持って実践出来るように工夫することである。「気功」や「ヨガ」などの一部を病状に合わせて２，３種ほど指導するのが適当である。この自動運動法は、治療効果を高めるのみでなく症状が改善した後においても持続的に試行してもらえば再発の予防ともなり、また養生方としても役立つもので各種の症状にも応用できる。そこで、日頃の臨床で用いている「気功（導引）」の応用の幾つかを紹介する。

２．気功の応用
　気功とは、自分の力で調身(からだ)・調息・調心（こころ）を行うことによって心身の秩序を限りなく高め、その結果、

内に秘めた潜在能力を引き出す方法である。
　中国における気功（古くは導引）の起源は殷代の甲骨文字(こうこつもじ)に見ることが出来よう。現代においても司祭者は宗教的儀式には神との意志を通ずるための舞といった行為を伴うことは多い。甲骨文(こうこつぶん)に占い者として登場する巫女も祭祀(さいし)のために神に訴える不可思議な動作をして、シャーマニズム的なエクスタシー状態が示される。それが養生方(ようせいほう)と結びついて『呂氏春秋(ろししゅんじゅう)』の古楽(こがく)に「昔陶唐氏(むかしとうとうし)の頃、世は暗くじめじめしていた、人々は気がめいり、鬱積(うつせき)し、体は萎縮し動かすことが困難であった。そこで彼は人々に舞わせてこれらを救った。」とあり、同様なことが『経史(けいし)』に「陰康氏(いんこうし)はその頃、水が流れず、河も滞り、陰(いん)が凝集し、人々は容易に悶え苦しみ、欝気(うっき)が体にたまり、体は重たかった。そこで関節を動かすとよかったので舞をさせ、更に数人で舞をしたところ大変に良かった。これを大舞(たいぶ)と言った。」とある。この舞うことが体の健康に良いと言うことで、これが「導引術」の起源と考えるものである。

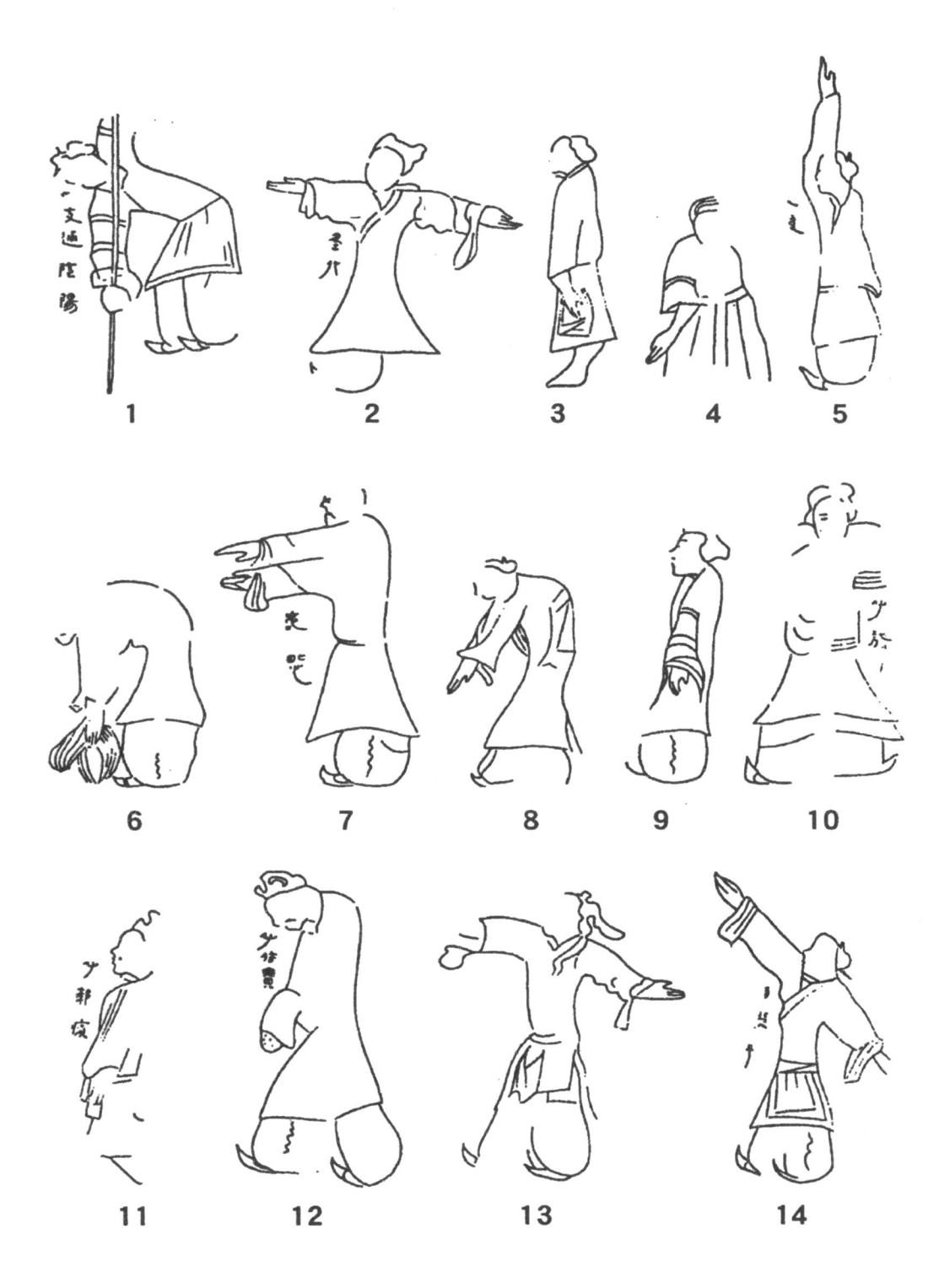

図11-7　馬王堆三号漢墓帛画導引図（部分図像）華本

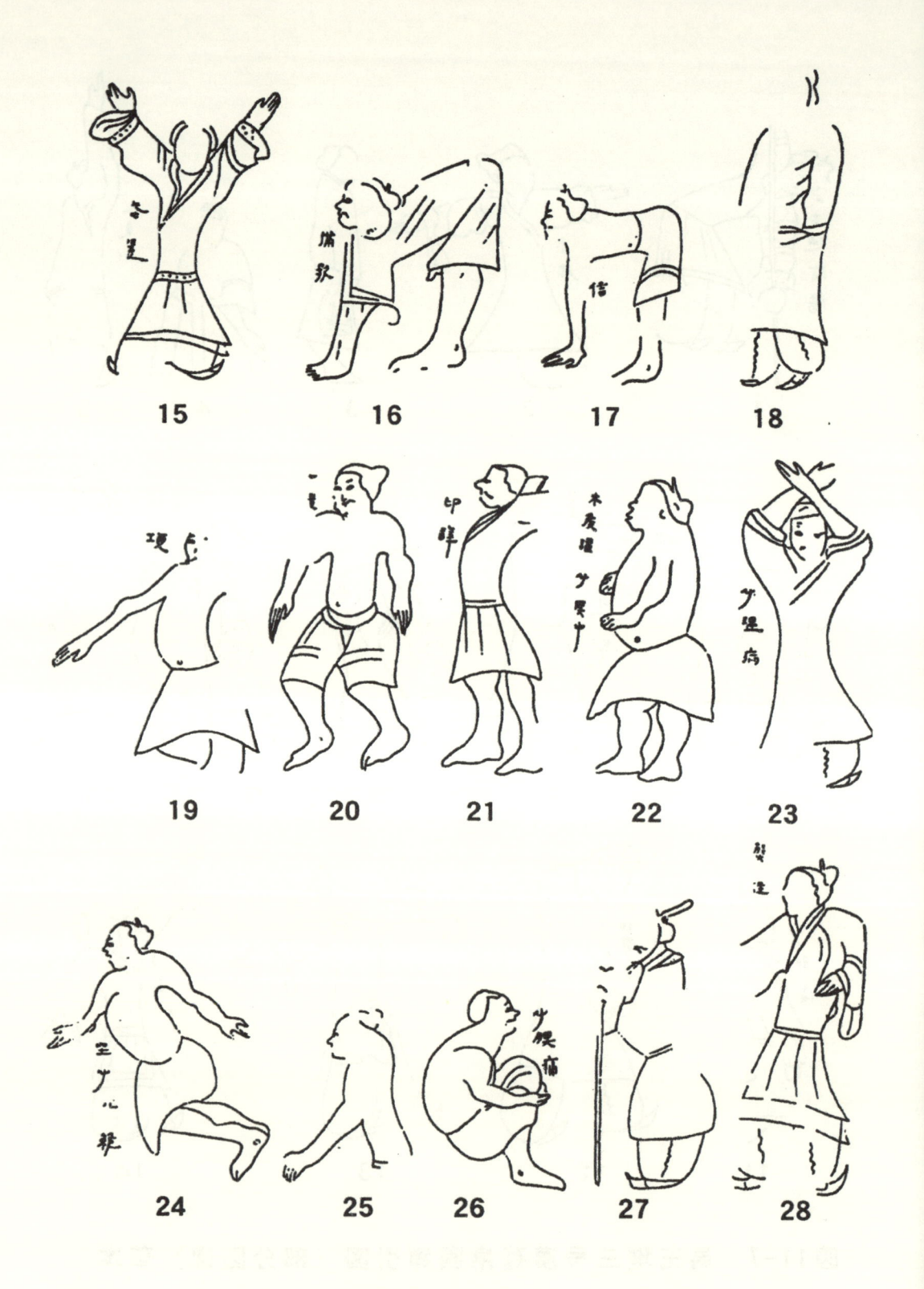

図11-8　馬王堆三号漢墓帛画導引図（部分図像）華本

それが馬王堆前漢墓から出土した帛書『導引図』となって今日に残されている。この『導引図』と名付けられた絵図は、帛書で幅約50cm、長さ約100cmあり44人の人物が4列に並び男女が様々な体位をとったり、道具を手にもったり中には裸に近い者もいる。不老長寿の一つの養生方として、この図には呼吸運動・身体運動・按摩のような操作が描かれている（図11-7, 8「導引図」参照）。

　また道教で重視した巫女の歩き方「禹歩」や道家の創始者老子が考案したとされる自己按摩法「老子按摩法」、その道家の流れである『荘子』刻意編の、「吹呴呼吸、吐故納新、熊経鳥伸」や、『淮南子』（前漢・淮南王淮南の撰）に、「吹呴呼吸、吐故納新、熊経鳥伸、鳬浴猨躍、鴟視虎顧」（息を吐いたり、すったり深呼吸し、古い息を吐き新しい気を修め、熊がぶら下がり、鳥が身を伸ばし、鴨が水遊びし、さるが飛び踊り、鳶が見つめ、虎が振り向くように）とある。これらが後の華佗扁鵲（後漢末）が提唱した「五禽戯」（虎・鹿・熊・猿・鳥の動きをまねたもの）になっていったものと考えられる。

　こうした中国の伝統的な導引術が、さまざまに展開され、800年頃には「八段錦」が工夫されてきた。太極拳などもこうして日常多く行われるようになったものである。

　これらのうちから、頚・肩・背・腰部の治療と予防に普段の臨床に用いているものを選択して紹介する。原則的には手が上がる時に息を吸い、下りる時に吐く。できるだけゆっくりと呼吸する。

（１）一段錦「双手托天理三焦」
　　托天は手のひらで天を受けること。理は整えると言う意味。三焦は六腑の一つで生命エネルギーが作られるところで、即ち両手掌で天を受けて、生命エネルギーを作る三焦を調える動きである。自然立ちから左足を肩幅に開き、手は自然におろす。次いで両手を下腹部の前で軽く組む。掌が上向きのままにあげていく。肩の高さで手掌を返し、へその位置まで下ろす。再び両手を上げていき、顔のあたりから手掌を向こうに返し、胸腹の内臓を持ち上げるような気持ちで、両手掌で天を押し上げる。両手を横からおろし、自然体に戻る。

（２）三段錦「調理脾胃須単挙」
　　調理とは整えることで、脾は消化機能を表し、「胃腸を整えるには片手をあげることだ」と言う意味を表している。息を吸いながら片手を上にあげることで、脾経と胃経を十分に延ばす方である。自然立ちから左足を肩幅に開き、両手掌を上向きにして天に通ずる柱を持ち上げる気持ちで上げる。肩の高さで手掌を返して、おろしていく。みぞおちの位置で、左手は正中を通って右側から上げていき、右手は手掌を下向きにしたまま体につけておく。左手の手掌をゆっくり返し、頭上では上向きにし、両手が引っ張り合うような気持ちでわき腹と腰を伸ばす。左手を指先で天を掃くように横からおろす。右側も同じように続ける。

（３）六段錦「両手攀足固腎腰」(りょうしゅ はんそく こじんよう)

　攀(はん)はよじ登ると言う意で、両手で足を引っ張るようにして、腎臓と腰を強める動きである。自然立ちから手掌を下にして両手を「前へならえ」のように上げ、肩の高さまでいったら下ろす。次いで手首を背屈したまま、少し後ろに引く。手首を背屈したまま前から円を描くように上げ、重量挙げのプレスの姿勢で物を差し上げて天を支えるようにする。次いで全身を伸ばして、手のひらで左右交互に天にむかって突きの動作をする。側腹(そくふく)と腰は十分に伸ばす。数回、天に向かって突いた後、両手で天を支えるような姿勢で天を右から左まわりに両手を腰の回転に合わせて大きく三回まわす。そして反対まわしも行う。もう一度、天を突き、前かがみになり両手を床につけ、両手で足首を後ろからつかむ。膝と腰をよく伸ばしてから上体を起こし自然立ちに戻る。

（４）二十一式呼吸法「丹田筑基」(たんでん ちくき)

　臍下丹田で作った命の薬「丹薬(たんやく)」を三焦にあたる上田(じょうでん)、中田(ちゅうでん)、下田(げでん)の身体に気を収める動きである。自然体から、下腹部の前で両手の指先を左右の拇指、示指と合わせていき、田を捏(た)ね(こ)るようにしてから、左右の指先を付けたまま手掌を上にして物を支えるように、体の前を肩の高さまで上げる。次いで左右の手を握ってから、両側に握った手を開くと同時に手を伸ばしつつ胸を十分に開く。次に左右の指先を首の前で付けて両手掌で蓋をするように体の前を下ろして行く。臍下丹田の位置で手を左右に開き自然体に戻

る。

（5）二十一式呼吸法「落式帰元（らくしききげん）」

　最後に行われる動きで、地の気を掬（すく）い天に持ち上げ、天の気と併合して、自然界の気を収める意味の動きである。自然体から両手を前に上げ上半身を大きく反らし、次いで反動を利用するように両手を下ろしつつ左右に十分に開く。次に開いた両手で地の気を掬うように体を前に傾けてから、掬った気を両手で支えるように頭の上まで持ち上げる。最後に手掌を外に向けて大きく横から下へ降ろして終わる。

第12章 心不全に対する鍼治療

1 心不全

1．心不全の概念

心不全は、症状ないし病態の一種で、心臓の血液拍出が不十分であり、全身が必要とするだけの循環量を保てないものを言う。

不全と言う語は、以前、死因が不詳(ふしょう)である場合に死亡診断書に記載される死因として頻繁に採用されていたが、1995年より死亡診断書上に終末期状態としての心不全や呼吸不全は直接死因として表さなくなった。

ここでは、終末期状態としての心不全ではなく、日常臨床で使われる「心不全」、いわゆる心拍出の低下に伴い病態を示すもので、特徴的な臨床症状で、ある程度の期間に渡って患者を苦しめ、心不全の診断のもとに鍼治療の対象となるものについて述べる。

2．分類

経過によって、心筋梗塞に伴うような急性心不全と、心筋症や弁膜症に伴うような鬱血性(うっけつせい)の慢性心不全に分類される。

また、症状を来たす原因が、主に左心室の機能不全によ

る左心不全と、右心室の機能不全による右心不全とに分ける方法がある。

さらに心不全の30％から50％は左心室の十分な拡張を認めず、拡張不全が占めると考えられている。拡張不全は収縮不全に比べ女性、高齢者に多いが、拡張不全には高血圧や虚血性心疾患(きょけつせいしんしっかん)の合併が多いといわれている。

2 古典に見る心不全

古典では現代医学における「心不全」に近いものは、「心痛」である。

> 岡本一抱(おかもといっぽう)の『万病回春病因指南(まんびょうかいしゅんびょういんしなん)』の「心痛」の項には
> 「心痛に厥(けつ)・真(しん)の二証あり。厥は逆なり。五臓の気、逆厥して胸郭に付いて心痛せしむるものを厥心痛(けっしんつう)という。」
> と。そして本郷正豊(ほんごうまさとよ)の『鍼灸重宝記(しんきゅうちょうほうき)』の「心痛(しんつう)(むねいたみ)」は、さまざまな病因によって九種類あり、そのうち
> 「厥心痛(かんじゃしんぽうらく)は、寒邪心包絡に客(きゃく)たり、真心痛(しんしんつう)は、寒邪(かんじゃ)心の臓を傷(やぶ)る、痛みはなはだしく、手足青(あお)くして、臂膝(ひじしつ)(ひじ、ひざ)を過るは半日に死す。」
> とある。即ち、心痛には厥心痛と真心痛がある。厥心痛は邪気が逆上して胸郭内の心の臓の守りである心包の病であり、真心痛は心の臓を直接犯した病である。
> そして、『黄帝内経霊枢』邪客編七十一(じゃきゃくへん)に、
> 「心は五臓六腑の大主(だいしゅ)なり。精神の宿(やど)るところなり。そ

> の臓、堅固にして邪いること能(あた)わざるなり。これをいるる
> 時は即ち心傷る。心傷るる時は即ち神去る。神去る時
> は即ち死す。諸邪の心にあるものはみな心の包絡(ほうらく)にあり。」
> と、心が邪気に犯されて真心痛を発すれば正に治(ち)の及ばない
> 病態で、現代医学における終末期の心不全を意味している。

　従って鍼治療の適応する心不全は心包を害して発症する「厥心痛」であって現代医学の鬱血性心不全など臨床的な心不全と同様である。

3　鍼治療　－膏肓兪(こうこうゆ)の効用－

1．鍼治療に適応する厥心痛

> 『黄帝内経霊枢』の厥病(けつびょう)第二十四には、「厥頭痛(けつづつう)、真頭痛」と
> 「厥心痛、真心痛」について詳しく述べられている。特に今日よ
> く遭遇する心不全に当たる記述が「厥心痛(けつしんつう)」の最初に次のようにあ
> る。
> 　「厥心痛、背とともに相ひきて良く瘈(和名：筋脈のひきつり)(けい)
> 　し、しりえより、その心に触るるが如く傴僂(和名：背が曲(うる)
> 　がり延びない)するものは腎心痛(じんしんつう)なり。・・・」
> と、比較的軽度な心不全として、胸の痛みや胸の圧迫感は背中に広
> がり硬結・緊張も強く動悸・不整脈などの心機能の異常感が主たる
> 症状と腎との関わりで示している。

このような病態をもたらす心不全に対して「膏肓兪」穴の効用について次に紹介する。

２．膏肓兪について
（１）膏肓穴
　膏肓兪と言う経穴は、今日では足の太陽膀胱経の第２線上第４胸椎棘突起下外方３寸にあるとされる膏肓穴にあたる。この経穴は『黄帝内経』、『鍼灸甲乙経(しんきゅうこうおつけい)』には見られないが、唐代に編纂された孫思邈(そんしばく)の『千金方(せんきんほう)』に初めて見られる。それは太陽膀胱経でなく、奇穴(きけつ)（阿是穴(あぜけつ)）として第４椎の下、５椎の上で両傍(りょうぼう)３寸半である。『黄帝明堂灸経(こうていめいどうきゅうけい)』や『鍼灸資生経(しんきゅうしせいけい)』など宋代以降に編纂された書では両傍３寸となり、「第４椎下」「第５椎の上」の表現も微妙に異なり諸説紛々といった状態である。

（２）取穴法
　膏肓兪を取穴するにも古来からさまざまな方法が示されている。江戸時代に編纂された原南陽(はらなんよう)の『経穴彙解(けいけついかい)』には、これらをまとめて、

> 「人をして正座して脊(せきつい)（椎）を曲げ両手を伸ばして臂(ひ)（和名：腕）をもって膝前につけ正直(せいちょく)ならしめ、手の大指（親指）と膝頭とをひとしく物をもって肘(ひじ)を支え臂をして動揺を得しむることなく、甲骨(こうこつ)（和名：肩胛骨）上角より摸索して甲骨下頭(こうこつかとう)に至りてその間、まさに四肋骨に三間あるべし。中間に灸すべし。‥‥肋間空所を摩し、これを按じて自

> ら肩中に牽引することをおぼゆ。」
>
> と、さらには側臥位での取穴や腹臥位の取穴、また、
>
> 「右手をもって左肩上より支え指頭の表（先）及ばざるところ
> の者これなり。左手また然り。」
>
> とある。また、『鍼灸重宝記』には、
>
> 「口伝に貝殻骨（かいがらぼね）の際（きわ）に一指をそばだてて置くほどに点す…」

とあり、第4胸椎の高さで肩胛骨の内縁より指一本内側のクリッと触知（しょくち）されるところに取る触知上便利な方法が示されている。

（3）膏肓俞の由来

> 膏肓穴は、『中国春秋左氏伝』成公十年（紀元前581）の「病、膏肓に入る」の故事に由来する。晋国の景公（しんこく けいこう）が病の床についていた時、景公は夢を見た。その夢に、2人の子供が出てきて言うには、
>
> 「秦（しん）から医者が来るそうだよ。彼は名医だから僕たちも危ないな、どうしよう。」
>
> 「大丈夫。肓（こう）（横隔膜）の上、膏（こう）（心臓の下）の部に入ってしまえば、安心さ。」
>
> 秦の医者が、診察して言うには、
>
> 「残念ながら、手遅れです。病は、肓の上、膏の下に入っております。ここでは、鍼は達せず、薬も及びません。」
>
> と。後に、この不治の膏肓の病を愈（なお）す有効な部位として名付けられたとされる。なお、『春秋左氏伝』の原文では「達する」とあるのみで鍼の文字はない。これは「鍼が達する」と云う意味で、史学上の文献的には最古の鍼に関する記述であるとされている箇所でもある

4 心不全に対する古典鍼法

　日頃の鍼臨床において、心不全を示す症例は多い。今日では心機能管理が徹底されており、患者自身も不治の病と納得し、まさか心臓疾患に鍼灸治療が適応するとは期待していない。その多くの鍼灸受診の目的は、整形外科的疾患の腰痛、膝痛、肩痛、頸痛あるいは、いわゆる肩こりなどの不調の改善である。鍼灸治療を続けるうちに心疾患などが明らかになって診療するケースが非常に多い。次に示す症例も「腰痛と頸肩部(けいけんぶ)の凝り」のために来所したケースである。

5 腰痛・頸肩部痛を訴えていた症例

患者
　62歳、男性、無職（もと小学校長、退職後幼稚園で1年間管理職）、剣道の教士。
【初診：2000年12月】
　左肩上部から肩甲間部にかけての張りと鈍痛および腰痛で来所。

【再診1-2006年9月29日】
　主訴：初診症状が半年前から再発し、以前のように改善

が思わしくないため来所。

現症：頸部右45度回旋で左側頸部・肩上部、肩甲間部に緊張と痛みを訴える。剣道のし過ぎか腰痛と左手の中指から小指にかけて痺れ感がある。握力右44kg、左42kg。

切診：脈は、遅、虚、腎虚、不整（4～5拍に乱れる代脈）。若い時から運動がハードになると乱れることを知っていたが、内科的には問題を指摘されたことはない。現在は2年ほど前から運動や階段の昇降で動悸が起きることがある。

切経では触診上左患部に著明な凝りと圧痛を認める。腹診は心窩部（心）の緊張と下腹部（腎）の軟を多少認める。

患者プロフィール：中肉中背、若い頃から剣道を嗜み退職後も60分～90分程度を週3～4回ほど通って後進の指導に当たっている。

鍼治療：剣道の労倦の邪に因る変症と診て、脈証・腹証・腰痛などから腎虚とし、本治と患部の緊張と痛み軽減を目的に標治を行う。

【再診2-2006年10月13日】

左肩甲間部の凝り感は軽減したが、左後頸部から肩上部にかけての鈍痛が気になる（VAS　5/10）。

不整脈は変化なく、仕事から離れて半年になるが、気力が出ない。父親が63歳で心筋梗塞で死亡している。

鍼治療：不整脈の状況、気力低下および左膏肓穴の凝りと左三焦経上の肩上部から側頸部の症状から、いわゆる厥心痛と診て、心包虚とし本治に加えて膏肓穴、肩上部の天髎穴、天牖穴を中心に標治を入念に行い、円皮鍼を膏肓穴

と上記経穴に貼付し朝・昼・就寝時の日に3回ほど患者自ら円皮鍼上を指尖(ゆびさき)で数回刺激するよう指示する。

なお、不整脈について内科での精査を次回までに受診するよう勧める。

【再診3-2006年10月20日】

レントゲン検査とポリグラフにより心肥大、心房細動、高脂血症(けつ)が認められ、即時の運動と飲酒の禁止が指示される。左膏肓穴と肩上部、側頸部の硬結は強い。鍼治療は、3ヶ月を目安に心機能の改善を目標にすることを説明する。本治に加え、標治として膏肓穴を中心に緩解(かんかい)を図る。また先天・後天の気の充実を目的に腹部中脘穴(ちゆうかんけつ)、気海穴(きかいけつ)に軽微な刺鍼を行う。

【再診4-2006年10月27日】

左の膏肓穴、肩上と側頸部が頸部右回旋で痛む。部位的には限局し、不整脈は代脈ではあるが実性をおびてきている。

【再診5-2006年11月1日】

不整脈が長いこと続いているため、内科よりさらなる精査が指示される。循環器専門医が紹介され受診が決まる。数日前から痰と咳が出て2時間あまりで目が覚め不眠気味。

鍼治療は痰(たん)・咳(せき)、不眠から腎虚として本治を行い、痰・咳に対し肩甲間部の肺兪(はいゆ)・魄戸(はくこ)の諸穴の緊張に対して補的に入念に刺鍼し緩和に努める。

【再診6-2006年11月10日】
　頸部右回旋で左の膏肓穴と肩上部の肩井穴に限局しての違和感、痰と咳はだいぶ楽になり眠れるようになる。不整脈、遅脈（58/毎分）、鍼治療は腎虚で継続。

【再診7-2006年11月17日】
　痰と咳は消失。頸部左右回旋で左肩井穴と側頸部に違和感。声に張りが出て来る。鍼治療は腎虚・心包虚として本治を行う。

【再診8-2006年11月27日】
　循環器専門医の超音波診断では、慢性持続性心房細動、左室肥大（肥大型心筋症の疑い）、大動脈弁および僧帽弁症と診断。手術の必要はないが、心機能の改善は見込めない。現状維持のためさらに精査して薬と運動の程度を判断するとのこと。左肩井穴から側頸部の違和感はかなり解消（VAS 2/10）。

【再診9-2006年12月8日】
　循環器専門医でのホルダー心電図の結果が良く、非常に落ち着いていて動作時においても特に危険と言うことはない。語声に張り、表情も明るい。左の膏肓穴、肩井穴および側頸部(けんせいけつ)の違和感は、ほぼ解消。運動と飲酒はなお禁止。鍼治療は、心包虚であるが力強い、本治と標治を継続。

【再診10-2006年12月15日】
　循環器専門医での運動負荷試験で軽い散歩程度の運動が

許される。左室の心筋が正常9が15で内壁の肥厚が循環力を低下させているとのこと。禁酒は継続。頸肩部の違和感はほぼ消失。不整脈が代脈から四拍程度の結脈に変わる。鍼治療は同様に継続。

【再診11-2007年1月5日】
　年末年始にご夫婦でアメリカのグランドキャニオンに旅行したが、特に問題はなかった。

【再診12-2007年1月12日】
　体調は良く、循環器専門医の受診は3ヶ月に1回程度となる。飲酒も少々なら許可が出る。鍼治療も寒期があけたら2、3週に1回にして行くことを告げる。

6　考察とまとめ

　この後、患者は体調が良いことから無理をし、加えて風邪を引いたため2月の1ヶ月あまり不調となり、不整脈も代脈の状態に戻った。しかし、週1回の同様の鍼治療の継続で3月には体調も回復した。4月にはカンボジアへ、6月には四国巡り、8月には中国旅行、現在は1ヶ月に1回程度の鍼治療で、剣道での後輩指導が出来るまでに回復している。
　専門医では改善は不可能、現状を維持する保全療法となると診られていたものが、意外の改善で運動と飲酒の解禁

にまで回復して来た。これも本治による体調改善に加えて膏肓穴を中心にした標治が効を奏したものと推察される。古典医学では「三日にして病を発すれば一日にして治し、九日にして発すれば三日で治す。三ヶ月にして病めば一ヶ月、三年であれば一年にして治す」といわれる。どんな慢性病であっても10年、30年と内在した病、現代風にいえば生活習慣病が3ヶ月、半年の継続鍼治療で改善に向かえば決して長期治療ではなく、長年にわたって患い、それなりにバランスを保ってきたものを短期に改善しても全身のバランスから見れば新たな不調に繋がってしまう。従って、徐々に正常に近づけて行くことが有効であることが先人の教えであろう。長年患っていたものが、3～6ヶ月程度で改善出来れば喜んで良いのではないかと思うところである。ここに正に日本に育った古典鍼法の真髄があるといえよう。

　なお、改善傾向にある場合は鍼治療は変えずに継続するのが良い。ついさらに改善をと思い刺激量などを増やすと良い結果は得にくい。改善傾向にある時には同じ治療を継続するのが圧巻である。

『メモ』

第 13 章　鬱症に対する鍼治療

1　現代医学に見る鬱症

1．鬱症とは
　今日、鬱症といわれる疾病は何らかの原因で気分が落ち込み、生きるエネルギーが乏しくなって、その結果、身体のあちこちに不調が現れる。日本人の5人に1人が、一生のうちで一度は鬱症を経験するといわれている。

　鬱症は精神面、身体面にさまざまな症状があらわれ、いわゆる精神身体的不定愁訴を総合して鬱症といわれる。自律神経失調症などと診断されている場合が多い。

　一般的にはそれらを原因別に「身体因性鬱症」、「内因性鬱症」、「心因性鬱症」と分類されていたが、最近では症状の程度と持続期間によって、重症の鬱症「大鬱症」、軽症の鬱症「気分変調障害」に分けて診断されるようになっている。

2．鬱症の症状
　［精神症状］物事をするのがおっくうで早くできない。集中力が落ち、仕事を能率よくできない。人と一緒にいたくない。いつも心配ごとや悲観的なことを考えている。

　［身体症状］眠れない、頭重感、頭痛、めまい。食欲不

振、胃部の不快感、便秘、口が渇く。肩こり、背中や腰などからだの痛み。息苦しい、動悸がする。手足のしびれ感、嫌な汗や寝汗が出る。排尿困難、性欲低下、女性では月経不順など。

3．鬱症の見分け方と今日の傾向

　単なる「気分の落ち込み」と鬱症を見分ける目安は、以下の3点である。

① 「気分の落ち込み」や、それによる不調が2週間以上続く。
② 仕事や日常生活に支障がある。
③ 身体にいろいろな症状がでる（原因不明）。

　鬱症は不治の病とは違い、正しい知識を身につけ、適切な治療を進めれば改善される。現代の鬱症の特徴は「軽症化」していることである。鬱症は早期に治療を施すことが大切である。

4．鬱症の治療法

　鬱症の現代的アプローチは、1に休養、2に薬物療法、3に精神療法と言う組み合わせで行なわれる。多くの場合、仕事などストレスの原因から遠ざかり、心身ともにゆっくりと休養することを指示したうえで、抗鬱薬の服用が行われ、そして薬の効果が確認されたら本格的に精神療法へと移行することになる。

2 古典に見る鬱症

1. 鬱症の意味

> 岡本一抱の注釈書『万病回春病因指南(まんびょうかいしゅんびょういんしなん)』内傷の項に、
> 「それ五志(ごし)(怒・喜・思・憂・恐)七情(しちじょう)(喜・怒・憂・思・悲・恐・驚(きょう))、飲食挙動は、人身必ずなきことあたわざるところのもの、発して節にあたらば、なんぞよく害を受けん。もしいささかも過不及ある時は、これが為に傷らるること必せり。」
>
> とある。即ち七情の感情や飲食、活動による労倦の影響は、全ての人の体に関わっている。もし、これらに少しでも過不足が生じれば障害となって、いわゆる内傷を病むものであると…。また、同じく鬱症の項に、
>
> 「内経に鬱(うつ)を立てて五鬱(ごうつ)とす。… 丹渓(たんけい)も、また立てて六鬱とす。血、気、食、湿、熱、痰なり。およそ鬱とは何ぞや。まさに流るべきもの滞りて流れず。まさに順すべきもの、しぶりて順せず。…」
>
> と、鬱と言うものは『内経』では五種類をあげ、金元時代の四大家の一人である朱丹渓は六種に分ける。即ち、血鬱(けつうつ)、気鬱(きうつ)、食鬱(しょくうつ)、湿鬱(しつうつ)、熱鬱(ねつうつ)、痰鬱(たんうつ)である。何れの場合も滞って流れない状態(結、むすぼれともいう)となって、そのために傷害を生じると診ている。

従って、今日に言う鬱症は、精神的な異常を来すことを主とするものであるから、内傷(ないしょう)によって引き起こされた古

- 137 -

典で言う「気鬱」に当たる病を限定しているものである。また、鬱症に伴う身体的な症状は、血鬱や湿鬱、食鬱、熱鬱、痰鬱などから発症するものと解される。

　言いかえれば、今日の鬱症の概念は、気の滞りが原因で発症した病であるから、気の滞りを解せば正常に復する疾病であるといえる。

　気鬱を解消するには、精神的なアプローチが肝要であり、身体的な症状改善には鍼灸・手技による物理的な改善が有効となるものである。

3　中医学に見る鬱症

1．鬱症の発現

　中医学においても基本的には鬱症の捉え方は、当然同じ概念で捉えている。原因として感情の変化のうち、特に怒りと悲しみが最も深く関わるとする。古典を解釈して、気鬱を主因として、肝心脾（かんしんひ）の3臓と関係が深く、これら3臓器が傷害されると、体内に火、痰、湿、食、血などの病理産物が生じ、様々な症状を引き起こすことになるとする。

　最初は肝気鬱結（かんきうっけつ）（肝鬱気滞（かんうつきたい））が生じ、化火（かか）して肝鬱化火（かんうつかか）となり、「火」（熱の極）が生じる。肝鬱は脾を傷害し、肝鬱脾虚になると、「痰」、「湿」、「食」の病理産物が生じる。気滞は血瘀（けつお）を起こし、「瘀血」（おけつ）と言う病理産物が生じる。また肝血不足は肝を母（ぼ）とする子（し）にあたる心にも悪影響をあたえ、心神失養（しんしんしつよう）と言う精神不安定を起こすと説く。

２．鬱症の分類
鬱症は大きく実証と虚症に大別する。

（１）実証の鬱症としては、
１）肝気鬱結タイプ
　ため息をよくつく、いらいらして怒りやすい、痛みのある場合には原因不明の遊走性で脇腹(わきばら)などの張った感じの胸脇苦満(きょうきょうくまん)がある。生理不順、月経痛などの肝の証を生じる。

２）肝鬱化火タイプ
　イライラする肝の症に、のぼせ、目が充血する、口が苦いなど火性の証が伴う。

３）痰気鬱結タイプ(たんきうつけつ)
　のどに何かが詰まった感じで吐き出せないし、飲み込めない（梅核気）、胸苦しいなどの特徴がある。

（２）虚症の鬱症としては、
１）心神失養タイプ
　記憶力の低下、わけもなく泣く、笑うなどの神気の乱れである情緒不安定を表し、あくびをよくする特徴がある。

２）心脾両虚タイプ
　くよくよ思い悩む、動悸がするなどの心の証に、疲れやすい、食欲不振などの脾の証を伴う。

3）肝腎不足タイプ

更年期に多いタイプで、腰がだるい、眼がかすむ、のぼせ、ほてり、いらいら、眩暈(げんうん)、耳鳴(じめい)、不眠などの陰虚火旺(いんきょかおう)の証に、腎陽虚の寒がりの証も表れる。

4　気鬱の解消が基本

> 鍼灸重宝記』針灸諸病の治例「諸気　気の脈は沈なり」の項に、
> 「経にいわく、百病は気より生ず。喜んで心を傷るときは、その気散じ、腎気乗す。怒って肝を傷(やぶ)るときは、その気のぼり、肺気乗す・・・もし、恬憺虚無(てんたんきょむ)、精神内に守れば、病何によってか生せむ。」
>
> とある。即ち「百病は気より生ず」とは、すべての病は気によって起こるとする。内傷が原因となって病を引き起こす。
>
> この内傷に乗じて外邪にも犯されるので、身体に内傷が全く無いときは病に陥ることはない。喜び過ぎて心を傷ると心気が散じて心が弱り、腎が乗ずると言うように相克(そうこく)関係に影響して感情の乱れは五臓の調子を乱し、その結果、内の守りが傷られて外邪の侵入を許し身体的な症状を起こすと捉える。つまり気を傷らないためには、恬憺虚無（気をゆるやかに、のんびり）
> と精神的に何ものもないようであれば内傷がないから病に犯されないと言うことになる。
>
> また『重宝記』「欝証」の項には、
> 「気血通和すれば百病生ぜず、一つも結聚すると六欝とな

る。・・・」
　とあるように、治療の基本は、心の乱れは気が鬱滞しないように計り、身体的症状には一つでも結ぼれないように解くことである。

5　理療カウンセリングの方法

　気の鬱滞を解消する一つの方法にカウンセリングの知識を応用すれば、より効果的に進めることが出来る。
　古典医療の中には呪術あるいは呪い師などの手法が鍼灸、導引、薬などとともに用いられて来た。それは、強いていえば暗示や呪いは一種の精神療法の一端を担っていたとも見ることが出来よう。また、ベテランの臨床家は話し上手聞き上手ともいわれることも患者の心を掴んでの臨床の結果とも言えよう。初心者でも短時間に患者の心にアプローチする技術としてカウンセリングのテクニックを用いて、いわゆるカウンセリング・マインドで施術をすれば効果的となる。

１．鍼灸・手技とカウンセリングの方法

　カウンセリングは、患者に当たるクライアントと施術者に相当するカウンセラーとの心の営みである。クライアントが気楽に話しやすくするために、他の人に漏れないような部屋で次のような場面を想定する。この状況は鍼灸・手技療法を行うスタイルに適している。

（１）クライアントとカウンセラーの位置（施術は背後から行うことが多い）

　クライアントとカウンセラーの位置は、対面でなく直角の位置で面接する。対面では視線がまともに合ってしまうため緊張しやすいからである。横に並んで進めることさえある。

（２）カウンセリングの時間（1回の施術時間は1時間内）

　　１回のカウンセリング時間は１時間内とする。始めから終了時間を告げておき、次回を予約して終了する。それは、長く面接しても核心に入れないことが多く、とりとめなく時間を費やしてしまうからである。もう少しと長びかさないことが大切である。

（３）　面接間隔（治療間隔に適合）

　　カウンセリングを行う間隔は１週間に１回程度とする。面接での結果をクライアント自ら考える時間を与えるためである。あえて間隔を空けた方が適切なことが多い。

（４）　記録（カルテの作成）

　　カウンセラーは次回のために記録を残すが、クライアントに事前に了解を取ることが大切である。録音、写真などは特に留意する。クライアントとの信頼関係を重視するために面前で筆記することもひかえ、終了後に記録する。

（５）　秘密の保持（患者の秘密保持）

クライアントから得た情報は、事件に繋がるような危険以外は他に漏らしてはならない。もし他の者に相談する必要があると思われる際には必ず事前に了解を取るようにする。それは何を話しても安心であると言う信頼関係を作る基本である。

２．理療カウンセラーとしてのポイント
（１）カウンセリング（counseling）とは
　相談・助言・アドバイスをすると言う意味であるが、忠告・説得・無理な解説はタブーである。クライアントは無知ではなく常識人である。

（２）クライアント（患者）とカウンセラー（術者）との関わり
１）心がまえ
　患者と術者との心と心が、ともに弱い孤独な人間としてふれあう（係わり合う）態度である。即ち共感的態度をもって接する。専門的には「出会い」、「係わり合い」を新鮮なものとして重視し、接することが大切である。

２）心の深層構造を知る
　人間の心は氷山にたとえることが出来る。水面上の部分は意識される感情である。水面下の大部分は無意識の感情で食欲・性欲・渇欲の基本的欲望により左右される。高次には社会的欲求にも感情は動かされる。人間の行動は普段は意識内の支配を受けるが、いざとなると無意識の支配を受けている。意識下から無意識下へ押しやること（抑圧

・コンプレックス）が高ずるといわゆる適応異常となる。

3） カウンセリングの原理
　　意識内にあることを言語化し、次いで無意識下にあるものを言語化する。即ち、かつての印象を無意識下から意識にのぼらせ言葉に表すことによって、コンプレックスを除去する。

4） カウンセリングの過程（どうしたら話やすくなるか）
a. ラポート（信頼関係）作り
　　90度の斜めに面する。相手の良い点を見つめるよう心がけ、それを本人に自覚させる。中心課題にはすぐ触れず、趣味など周辺課題から入っていく。患者に応じて話題を選ぶ。状況によってはストレートに切り出すこともある。入室の際も立ち上がって迎える心遣いがほしい。座るまで観察し、両者間での動的な関係で行う心配りが必要である。心的内容は目の前では記録せず、後で詳しく記入する。主訴は入場券であり、本質はその陰にある。話す速さ、息づかい、ため息、沈黙などに注意して、どのような時に起こすか変化に留意する。それらを患者の心の動きと受け取ることが重要である。患者から得たことは他言しない（秘密の保持）。
　　以上の心配りによって患者と術者との間のラポートが出来上がる。

b. カウンセリングの三つの推移
　a） 傾聴（助産婦的態度）

患者の言うことに耳を傾ける。患者を中心に少しでも役に立ちたい、苦しい点を直してあげたいと言う態度（援助的態度）。そして常に、今患者が考え思っていることを素直に受け入れてやる態度（受容的態度）である。注意点は話題が飛ばない様に焦点化に心がけ、話題がそれた時にはそれとなく元の話題に戻す。

b) 感情の浄化（煙突掃除）

意識下から無意識下の心のわだかまり（コンプレックス）を吐き出すことによって心持ちがさっぱりする感情。

具体的には急に話し出す、怒る、泣き出す、涙ぐむ、沈黙などの状態が表れる。

c) 自己洞察（復元力）

自ら反省し原因をつきとめ将来の設計を立てる様に導く。これにより生きる喜びを勝ち得て、勇気をもって自ら解決を図っていく力が備わる。

カウンセリングは、以上のような患者と術者の係わり合いの過程を経て、患者に意欲、希望、勇気を持たせ、治療効果を上げることが出来るようになるのである。

6　古典医学とホリスティック医学

副作用や合併症、後遺症などに苦しんでいる患者が増えている今、心身のバランスを大切にして、自然治癒力を癒

しの原点におくホリスティック医学と言う概念がある。

　ホリスティック医学とは、1926年南アフリカのジャン・クリスチャン・スマッツが「ホーリズム（holism）と進化」と言う書の中で「holism」の形容詞として、初めて「holistic」と言う語を使った。Holistic と言う語は、ギリシャ語の holos（全体）を語源としている。そこから生じた語に health・・・などがあり、健康（health）と言う言葉自体がもともと『全体』に根ざしている。現在、「ホリスティック」は、「全体」「関連」「つながり」「バランス」といった意味をすべて包含した語として解釈されており、意味する内容は決して新しく入って来た考えではなく、もともと東洋の古典医学に根づいていた考え方に近いものといえる。即ち、生命が本来、自らのものとしてもっている「自然治癒力」を癒しの原点におき、この自然治癒力を高め、増大することを治療の基本とする。そして、患者が自ら癒し、治療者は援助する。病気を癒す中心は患者であり、治療者はあくまでも援助者である。治療よりも養生、他の人による療法よりも自己療法が基本であり、ライフスタイルを改善して患者自身が「自ら癒す」姿勢が治療の基本となる。病の深い意味に気づき自己実現をめざすものである。

　こうした観点から、未病治として、生活レベルで防止する予防医学として、鍼灸の知識や技術に加え、患者の精神的ケアを行い総合的にスキルアップした事例を紹介する。

7　症例

1．強迫神経症に対する鍼治療

　患者：24歳、男性、大学生。
　初診：07年1月。
　主訴：朝、全身の倦怠感。

（1）現病歴

　　大学2年の時から身体がだるくなり講義に行けなくなる。一人暮らしになり生活上のことでとても神経を使うようになったのが誘因か。大学2年10月に鬱が出て来たように感じ、大学医学部精神科を受診したところ、強迫神経症と診断され休学。翌年4月より復学し卒論のゼミナールに出席したが、9月に地質のフィールド調査のために1ヶ月合宿した後、また倦怠感を感じるようになり、休むようになる。現在は自宅で療養中。

（2）現症

　　やる気が起こらず眠っていることが多い。卒論のことが気になるが、考えない方が良いと言われているので・・・。テーマを聞いても答えられない。生活のリズムが狂っている。
　　★もとに戻したいが・・・、精神性の発汗が多い。
　　　CMI（深町変法）3領域。
　　　身長：170cm、体重：80Kg、
　　　脈拍数：93/毎分、血圧：145〜89HG（座位）。
　　　併用薬物：精神安定剤、睡眠薬

大学病院精神科：月1回通院。
脈腹証：腎虚、数、実。腹部膨満、太りすぎ、手足に精神性発汗が強い。

（3）治療法
　全身バランスのため、腎虚証として本治、腹部中脘穴・気海穴に浅刺。標治は腎兪穴、三焦兪穴、膈兪穴、肺兪穴、肩外兪穴、膏肓穴に入念に刺し置鍼。抜鍼後に円皮鍼を添付し、日に3回程度円皮鍼上を刺激するよう指示。
　以降、治療は週1回とする。

　2診：初診治療後、特に変化はなかった。
　今日は自分で車を運転して一人で来た（前回は母親が付き添う）。
　昼寝はしないようにしていた。1回だけ車でドライブのように外に出るが、外出するのが大変・・・。外出1時間前から電気、ガス、水道、戸締まり、外出コースの確認などをしないと不安で外出できない。食事、睡眠などは問題を感じていない。
　食事は家族と夕食をとっている。
　心包 虚、数、実。
　CMIは3領域。カウンセリングに重点をおく。リラクゼイションの首肩運動を日に朝昼夜の3回に5回ずつするよう指導する。

　3診：体調は良いようだ。帰宅途中でコンビニに立ち寄り一回りして帰った。家で昼間寝ずに体操などするよ

うになった。それぞれ指示に従い生活を改善しつつある。以前、脱水症状を起こして、現在も気になって水をかかさないようにしていると言うことから、湿証(しっしょう)があるとして節度ある程度に飲んだり緩和するよう指示。腎虚証。

4診：「少しずつかなあ」と大きな変化はないと言う。
9〜10時ごろ起床。
　夜は1時ごろに就寝。なかなか寝付けず1時間くらいゴロゴロしている。
　日中は新聞を読んだりテレビを見たりしている。
　週に2回程度外出。腎虚、手と足の精神発汗が強い。

5診：病院に薬をもらいに行った。
本屋にも行った（本日の来所を入れれば3回外出した）。
　だるさが減って来た。
　体幹部に汗をかかなくなって来た。
　脾虚(ひきょ)、CMI　3領域。
　本治の証は動いているが証に合わせて取穴する。

6診：特に大きな変化はない。
水曜日に母親を送って外出した。
　以前のようなだるさはないが、頭が重い感じがする。
　外出に際して、1時間前から心の準備をしないと外出できないと訴える。
　いろいろ気になってしまうのでコースを考えたりしている。

肺虚、上項線の緊張、腹部の緊張は消失。
治療中の発汗が減少。

7診：外出は来所のみであったが、来週は病院に行く。
後頸部の緊張は消失。
★ 4月から大学へ戻ると言う。若干、自分の方向性が見えてきつつある（自己実現の兆し）。

8診：病院に行ったためか左背部が痛む。
4月から大学に帰るつもりでいることは、まだ家族には伝えていないと言う。話しかけると笑うようになった。
腎虚証。

9診：母親の職場へ送っていった。
本屋へ行き立ち読みをして来た。その他、特に変わりはない。
背部の痛みはなくなった。
施術中の手足の発汗は消失。
肝虚証。
★「気」について、本人から質問があり、説明した（自己実現の確立に近づく）。

10診：体調はまあまあと言う。
手足の発汗減少、鍼への恐怖感消失。
★ 来週、大学に帰ると自分から言い出す。
ご両親にも伝えたが、母親が心配しているとのこと。

ただし、自分自身は大丈夫でしょうと・・・。
　いつまでも実家に世話になっていてはいかんと考えられるようになった（自己実現の確立）。心包虚証。

11診：特に変わりなく、3月26日ごろに大学へ帰る予定。
　「何とか、なるかなあ。」
★　本日で一旦、合意終了。

2．軽度鬱症の鍼治療
　患者：20歳、女性、音大生。
　初診：08年2月。
　主訴：肩の凝りと左偏頭痛と不眠。

（1）現病歴
　音大ピアノ科で1年次当初から日に6〜7時間ピアノレッスン、定期的なコンクールへの出場義務、同僚学生も同様で友人としてのコミュニケーションがなく日々を憂鬱に過ごすうち、ピアノに向かうと頭痛と手の震えが起こり現在休学中。

病因の診断
　2007年10月、精神科で軽度の鬱と診断
　2週に1回の通院。
　中学・高校とテニス部で運動も良くし、こうした状況は初めての事と言う。母親は軽い自律神経失調症で以前に鍼治療を受けている。

（2）現症

左側頸部から肩上部に凝りと違和感。
左上肢外転で拇指から震える感じがすると言う。
反射、触覚、筋力は左右差はなく正常。
眠りが浅く4〜5時間で覚醒。
食欲はあるが、便秘ぎみ。
足先が冷える。腎虚。
身長168cm、体重40.5Kg、やせ。

（3）治療評価
　ピアノレッスンと心理的ストレスによる心身の労倦による発症で、生来健康であったことから、心身の安定により比較的に改善されやすいと判断し、カウンセリングを主に、前記症例1の患者と同様に鍼治療を施す。

（4）経過
　　初診：全身調整の鍼と局所の改善、リラクゼイションを2種指示。
　　2診：初診三日後に楽になる。
　　　　左偏頭痛は1週間は出ていない。
　　3診：体調に自信が出て来た。
　　　3月のピアノ課題試験を受けるため大学に戻ると言う。
　　★自己実現の確立。治療終了。

第 14 章　喘息に対する鍼治療

1 古典に見る喘息

1．喘息とは：喘急哮吼

> 岡本一抱の『万病回春病因指南』喘急哮吼の項に、次のようにある。
>
> 「正伝にいわく、大抵哮は声を以て名付け、喘は気息を以て言う。……喘は息迫りて連属し、出入渋滞して、喘声、喉中にすこしく聞こゆ。哮吼は鼻喉の気ともに喘し、その声高く響きて水鶏の如く。あるいは牛の吼ゆるに似たり。その病因もまた喘急と同じ。かつ喘急、多くは虚症、哮吼多くは実家に属す。」
>
> 喘息は古典では、"喘急哮吼"、単に"哮喘"などと言われる。明代（1515年）に著された盧博『医学正伝』には哮吼は呼吸音、喘は息継ぎの様子を示すもので、"喘"とは、息が苦しく、断続的な呼吸困難の状態であり、"哮"とは喘息の発作が起きた時に鳥が鳴くようにヒューヒュー、牛が吠えるようにゼーゼーと発する音のことである。即ち、喘鳴、呼吸困難、ひどい時に起座呼吸などの症状を特徴とする。

2．病因と治法

> 本郷正豊の『鍼灸重宝記』喘促ぜり、すだきの項に、
> 「肺虚寒の喘あり、肺実熱の喘あり、水気肺に乗じて喘し、気滞り肺脹りて喘し、気急の喘、胃虚の喘、陰虚、気虚、痰喘、その病を受ること同じからず。」
> と、その病因には種々あって、肺虚寒、肺実熱、水気肺に乗ずるもの、肺虚による気滞り、気急、胃虚、陰虚、気虚、痰などがあるとしている。即ち、喘息は種々な病因によって、肺の機能が障害された病であり、虚性と実性のものとがある。

治療にあたっては往々にして咳嗽と痰の症状を伴うので、「咳・痰・喘」の3つの症状を考え、その病因を解消して虚実に応じ肺気を調えることが大切となる。

2　咳嗽と痰

次に喘息に伴う咳と痰について古典の見方を見てみよう。

1．咳嗽（しはぶき、せき、たぐる）

> 『鍼灸重宝記』の咳嗽の項に、
> 「咳は声ありて痰なし、肺気やぶれて涼しからず。嗽は痰ありて声なし、脾湿その痰は動するゆえなり。あるいは、風寒湿熱の邪に感じ、あるいは陰虚火動によって労咳を

> なし、水うかれて痰となり、みなよく咳嗽せしむ。」

と、咳は単に「からせき」のみで痰がないもので、肺気やぶれて涼しからずと、肺の機能が犯され、呼吸機能が障害されている状態をさす。嗽は痰があって声がないと言うのは、痰を排泄するために咳が出るもので、即ち、からせきと、痰を出すせきとに分けたものである。労咳は風寒湿熱の外邪に傷られ、また陰虚火動（水虚火動）によって発症する重傷の状態をさしている。

2．痰飲（たんいん）（かすはき）

> 同じく本郷正豊の『鍼灸重宝記』痰飲かすはきには、痰について次のようにある。
> 「それ痰は湿に属す、津液（しんえき）の化する所なり、痰の患（わずらい）いたること、喘（がい）をなし、咳（おう）をなし、嘔をなし、あるいは、嘈雑（そうざつ）（胸やけ）、怔忡（せいちゅう）、驚怖（きょうふ）し、寒熱し、痛み腫れ、痞（つかえ）、塞壅（ふさがり）、盛（さかん）に四肢不仁（ししふじん）し、口眼瞼動き（くちめまぶたびくめき）、眉稜（びりょう）（まゆ）、耳輪（じりん）いたみ、かゆく、膈脇（むねわき）の間声あり（あいだこえ）、あるいは背心一点（はいしんいってん）、氷のごとく冷へ、肩項（かたうなじ）いたみ、咽（のど）にねばり付て、吐ども出ず、呑（のめ）ども下らず、みな胃虚して肺を摂（せつ）することあたわず、あるいは四気七傷（しきななしょう）に犯され、気塞（きふさが）り、痰聚（たんあつま）りて然らしむ。」

痰はもともと津液で、めぐる時は津液、滞る時に痰となる。即ち、津液が風熱湿寒などの外邪や気血などが鬱すれば痰と化する。

この痰が体に生じると、気血のめぐりを障害して、様々な症状を表すものである。

- 155 -

痰による病は、喘、咳、目まい、胸やけ、驚怖、寒熱、痛、腫、鬱症、四肢に不仁（麻痺）が生じる。湿は脾胃の主りであるから胃虚が起因し、風寒暑湿、内傷となる喜怒憂思悲恐驚が犯して気を塞いで、身や心を病むのも痰が病因である。

3　漢方に見る喘息のタイプ

1．風寒犯肺タイプ

　風邪、寒邪が皮毛及び口・鼻を通じて肺に侵入すると、肺の宣発粛降の機能が乱され、咳嗽あるいは喘息の症状が現れる。

　★主な症状　‥‥　呼吸が速い、喘鳴、胸悶、痰が少ない、寒くなると発作が出やすい、寒がり、冷え。

2．痰湿阻肺タイプ

　生もの、冷たい物、油っこいもの、酒類を食べ過ぎると、脾の運化を障害し、痰湿を化生するので、肺気の粛降が阻滞され喘息となる。

　★主な症状：喘鳴、咳、痰が多い、呼吸が速くて短い、胸悶がひどい、胸痛

3．陰虚タイプ

　津液を消耗し、痰熱になるので、腎の納気作用が失われ、肺気は上逆し喘息となる。

- 156 -

★主な症状：痰が少なく切れにくい、息切れ、呼吸困難、めまい、耳鳴り

4　鍼灸治療法

普段は体調の維持に努め、「咳嗽、喀痰、喘鳴」の改善を図るよう本治・標治を行う。

① 発作時には、身体を 45 度ほど起こして深呼吸法を行い、肩甲間部(肺兪穴）を中心に圧迫法を主とする按摩法を行い鎮静を図る。沈静後は頸部、肩背部（治喘穴（ちぜんけつ）、定喘穴（ていぜんけつ）、肺兪穴、肩外兪穴、天柱穴など）に補的刺鍼し、緊張を取り除く。
② 咳嗽・喀痰に対しての鎮静は風邪治療（かぜちりょう）に準じて行う。
③ 普段の予防的体調維持には、頸・肩背部、上肢部（肺経、孔最穴など）を中心にした補的刺鍼。
　　また、肺兪穴、治喘穴、手足の三里穴など体調維持の鍼灸法も効果的である。
④ 発作や呼吸器症状の発症予防には、肩甲間部を中心に頸部の捻転（ねんてん）、肩上、上肢の自動運動や按摩法など行い、リラクゼーション状態を維持することも有効である。
⑤ 一般的注意事項：ほぼ風邪治療に準ずるが、心理的ストレスの排除と普段の軽度な運動に心がける。改善に過度の期待をもたせず、じっくりと体調改善を図るよう努める。

> 　　岡本一抱は『万病回春病因指南』で喘息の治効について、次のように示唆する。
> 　「病一朝一夕に暴発して、その状猛烈甚だしくして恐るべきがごときは、多くは実症。治法適する時は癒ゆることも、また速やかなり。かの虚家のごときは自然に漸く病みてその状猛烈ならず。日を積み、月を重ねて次第に進む。治法適するといえども、また奏効あること少なし。ゆえに虚症に至りて効を取るに安からず。いかんとなれば病者久しく枕席にありて効を得んことを急にす。……」
> と、まさに虚証にして慢性化の患者に対して、患者も施術者も焦らず時間をかけてじっくりと取り組むことが重要である。

　患者も施術者もついつい速効がないため、治法をあれこれと変えてしまうことに問題があることに気がつかない。次にこの具体的な症例を紹介する。

5　症例「気管支喘息」に対する鍼治療

　前回に示した喘息の古典的解釈を踏まえて、今回はその具体的症例を紹介する。

1．症例
　患者：女性、68歳、主婦、神戸市在住。
　初診日：平成20年5月31日

主訴：夜間睡眠時に喘息発作で目が覚めて不眠状態にある。

(1) 現病歴
　幼小期から4年前に大学の仕事を辞めるまでは、多少風邪をこじらすことはあったが、現症のようなことはなかった。
　本症は、退職後に初めは軽い咳が止まらず続いていたが、2回ほど風邪をひいてから悪化したと言う。発症後は様々な病院で喘息の診療を受けたが、思わしい症状の改善が見られなく現在に至っている。
　本年は3月から4月に発作が続いたが5月には多少軽減している。夜間中、明け方に発作が発症して2〜3時間ほどしか眠れなく毎日が苦しい。
　現在、在住の病院に喘息の治療で通院して、吸入薬など処方してもらっている。
　これまで特に病院などに罹るようなことはなかったと言う。

患者プロフィール：
　身長；165　**体重**；45
　血圧；96〜59 HG 水銀柱、
　脈拍；80 拍/分
　りんごアレルギー（喘息発作発症以前より）。
　以前の職業：大学教員。

（2）東洋医学的所見（現症）

1） 望診
   顔色は浅黒く冴えない様子である。やや痩せ気味。

2） 聞診
   問診中にしばしば咳払いをして、咳も出ている。喀痰が絡んだような発声で声もかすれて、いわゆる嗄声で発声も弱い。呼気には特に悪臭は感じられない。

3） 切診
   ① 脈診
   沈で虚、速さはやや数、肺腎虚。

   ② 候背腹診
   いす座位では、上体がやや前屈ぎみで胸竦み状態にある。背部の督脈（胸椎部）が後彎し頸部の督脈（頸椎部）の前彎が目立つ。そのため顎が前頸部から離れた姿勢でバランスを保っている。いわゆる高齢者に多い猫背状態にある。さらに詳細に観察すると、いす座位もしくは正座の姿勢（背骨を真っ直ぐにした姿勢において）上体を左方向に回旋すると大きく可動する。これに反して、右方向の回旋は左回旋に比べ制限があり、左右の回旋に差が認められる。　頸部の左右回旋の状況を観察すると、やはり頸部においても左回旋はスムーズに回転するのに右回旋をさせると制限がある。

仰臥位での腹診では、右悸肋部（きろくぶ）が左に比べて高い。左右の肋骨（ろっこつ）で形成する胸郭が右に捻れているために右胸郭の厚さが左に比べて大きく観察される。これは、先の座位での上体の左右回旋に差が認められたことと関係しており、上半身の体型のアンバランス状態にあることを示している。

　また、腹部全体が冷え気味ではあるが、皮膚のざらつきや臍周辺の動悸もなく虚腹の状態は認められない。食欲もあり、脾胃の消化機能については特に問題が診られない。体の倦怠感や下肢のだるさはないが、寝不足で気力が出なくすぐに横になりたくなると言う。

③ 切経

　切経では頚部、肩上部および肩甲間部の触診で、全体が板状に張った状況にある。特に第3胸椎の高さにあたる身柱穴（督脈）の圧痛、肺兪穴と魄戸穴（いずれも膀胱経）を中心に緊張が目立つ。さらに左膏肓穴（こうけつ）（第4胸椎下外方の肩胛骨内縁より指1本ほど内側）の硬結が強く、息切れや動悸を訴えることと付随している。

　また、足部が手部に比べて冷え、時々顔がほてるような感じがあると言う。

（3） 治療計画

　問診を含めた以上の、いわゆる望聞問切（ぼうぶんもんせつ）の四知（しち）の論を総合して治療計画を立てる。

1） 診察と治療方針（弁証施治（べんしょうせじ））

① 病証判定（弁証）

　本患者は現症と患者プロフィールから診て、低血圧の傾向にあり、中肉中背であるが、やや痩せ気味であることから虚証と見なす。

　睡眠時、特に早朝4時ころ（寅の刻、肺の旺時）に喘息様発作を繰り返し、咳や嗄声（商音）、肩甲間部（肺兪穴中心に）頸肩部の緊張、そして左右の胸の変形（宗気への影響）などから肺の病証と捉える。さらに痰が出る（痰飲）と腹部と足部の冷えおよび顔面のほてりは上熱下寒症と診て腎の病証と判断する。

② 予後の判定（施治）

　脈証は肺・腎虚と診られ、脈状は沈にて軟で虚脈傾向にあるが、速さはやや数で実様である。脈診状況と他の病証が肺腎の病証と一貫して現れている、即ち「症状が出るべくして出ている」ことと、また、幼少期から65歳退職まで、りんごアレルギーがあるといわれて来たが風邪をたまにひく程度で、これといった病気もしたことがないことは、生まれながら丈夫な体質である（先天の元気がしっかりしている）。

　これらのことから、本患者は長年のハードな教育と研究活動によって、いわゆる後天的な不内外因（労倦の邪）によって体調を次第に崩し悪循環状態に陥っていると判断される。

　従って、この悪循環のサイクルを断ち切って良循環に向かわせれば改善は早いものとみられる。

③ 初期計画
　労倦の邪によって肺・腎の虚状態になり気管支喘息状況を引き起こしている病証と判断して、全体バランスの改善と局所所見の緩和を図るために以下の処置を行う。

a．本治
　難経六十九難の「虚する時は、その母（はは）を補う」の指示にしたがい、手足の経渠穴（けいきょけつ）（肺経）と復溜穴（ふくりゅうけつ）（腎経）に補的刺鍼をする。
　次いで先天・後天の原気（げんき）の復活を期待して腹部の気海穴（下焦、任脈）ならびに中脘穴（中焦、任脈）に浅刺する。

b．標治
　所見の症状に対して伏臥位で術を加える。

★上熱下寒証の下肢の冷えや顔のほてりに対して、身体上下のバランスを図るために足部に赤外線などで温めつつ以下の局所所見の緩和を図る。
★頸部ならびに肩背部の緊張除去を目的に天柱穴、肺兪（肺経募穴）、膈兪（血会）（けつえ）、膏肓、以上膀胱経。風池、肩井、以上胆経。
★その他、手足に引く目的で委中（膀胱経）、四瀆（三焦経）、肩外兪（小腸経）なども適宜選穴する。
　なお各穴には置鍼し、その間に副刺激法を十分に加え緊張緩和を促進して抜鍼する。

c．抜鍼

抜鍼後は、円皮鍼を貼付して改善効果の継続を図る。

6 治療経過と結果の症例

前章に示した喘息患者に対する鍼治療経過の実際を紹介する。治療上の留意点には、★を添付した。
なお、治療経過は
S：患者の主観
O：術者の他覚
A：評価
P：治療計画
として示した。

患者：女性、68歳、主婦（元大学教員）、神戸市在住。
初診：2008年5月31日
主訴：大学を退職した4年前から夜間睡眠時に喘息発作で目が覚めて不眠状態にある。いくつかの病院を受診したが思わしくないと言う。本症例に対して、前記した鍼治療を施す。
★円皮鍼を肩外兪、肺兪、隔兪、風池の各穴に貼付して、時々その上から数回圧迫刺激を与えるよう指示する。（以下、毎回同じ）

第2診：2008年6月6日

S：前回の診療後は、帰宅につく。帰宅は、つくばエクスプレス（つくば駅から秋葉原駅）と新幹線（東京駅から神戸駅）を利用し、乗車した直後からグッスリと眠り込んでしまった。夜間睡眠もこの１週間早朝時での喘息発作で目が覚めるようなことはほとんどなかった。多少咳き込むことがあってもそのまま眠ることが出来ている。

　日中は、わずかに喘鳴や喀痰が出ることがあるが、ほとんど気にならない程度であると言う。４年振りに熟睡出来て、鍼治療の「驚異的効果」と激賞する。

　Ｏ：ペインスコア "pain score"（症状の悪い時を10として、現段階での症状の程度を10段階で主観的に評価してもらう、ＰＳと略称する）は、10分の１。

　脈証：やや数、沈で肺腎虚。

　腹診：上腹部暖かく下腹部の冷え（上実下虚、腎虚脾実）。

　切経：頸肩背部の緊張が板状に張っていたものが、かなり改善、初診では全体が緊張状態にあったが、周囲の緊張が解れて深部の主要緊張がはっきりとして来ている。

　★　喘息や慢性気管支炎などの呼吸器疾患に頸肩背部、特に肩甲間部の緊張を緩和すると喘息発作や咳嗽（がいそう）を治めることが出来、発作の発症を抑えるのに効果的である。（肺兪穴、魄戸穴の第３胸椎の高さを中心に施す）

　Ａ：前回の治療でかなりの結果を得たので、治療方針は変えることなく継続する。

　★　治療結果が良好である場合は、さらに改善を期待して治療量を増やしたくなるものであるが、結果が良好であれば、その患

者に治療量が適切であるから、同じ治療方針を維持することが大切である。

　P：肺虚として初診時と同様な治療を施す。
　★　治療結果の良好な状態を保持するためにリラクゼーションとして、「頚部自動運動」と「胸張り、首すくめ自動運動」の二つの運動を指導する。起床時、昼間、就寝時の日に3回、1回につき左右、前後に5回程度で良い。患者に自ら治療に参加してもらうことが主たる狙いである。
　また、坐位での姿勢が習慣性の前かがみの猫背で胸がすくむ状況にあるため正常姿勢を指導する。
　★　先ず、椅子の座り方として、椅子に深く腰掛けて、背もたれに寄りかかるように背筋を伸ばして座る。こうすることによって、胸が十分に開き顎が引けて頭頂部から骨盤までが1直線になる。次いで、壁際などの垂直物に沿って立位させ、両膝をしっかり伸展させる。踵から後頭部までを真っ直ぐに立位した時に膝を伸ばすことが大切であることを実際に体験させて、正常な姿勢の確保が改善に有効なことを知らせる。

第3診：2008年6月27日
　S：2診後の3週間は多少明け方に喘息様の発作があったが、以前のように、その後眠れないと言うことはなく、直ぐに眠れるようになった。痰も大分出なくなっている。

　O：PSは10分の1。
　脈：肺腎虚。頚肩背部の緊張はかなり改善。リラクゼーションの自動運動は指示通り行っているが、胸張りの動作

がきついと言う。

A：初診時の劇的な回復に比べて、それ以上の改善は見られないと言う。PSが1程度と言うことから解るように概ね正常な状態に復している。

★ 暑さ厳しい7、8月は再発に留意して改善状態が固定するよう治療を継続する。

P：肺腎虚の本治と頸肩背部を中心に標治を初診時と同様に処置する。体調維持を図るために、神戸市は坂道が多いとのことから、毎日ウォーキングをすることを薦める。

◇ 1 ウォーキングの方法
軽く汗ばむ程度を目安とする。

初めは1日に10分間程度から始めて、1週間ごとに次第にウォーキング時間を多くする。

1日1時間程度になったら、増やさないでそのまま継続する。歩き方は、始めは歩幅を普通より少し広めにしてゆっくりと歩く。

慣れて来たら次第に早めに歩行するように心かける。

◇ 2 ウォーキングの増減の指標
朝起床時にだるさなどが残っていて起床しにくい場合は負担になっているので増やさない。特に支障がなければ徐々に増やして行く。つまりは、「自分の体に聞け」と言うことである。

第4診：7月18日

S：早朝4時ごろ痰が出て咳き込むことがある。日中は咳き込むようなこともなく医師から処方されている吸入器を使うようなことはなくなっている。眠りは6、7時間は取れており、途中で目覚めることもほとんどない。リラクゼーションをすると大変気持ち良い。胸張り運動もスムーズになって苦しいことは最近はない。自宅が高台にあるので、毎日ショッピングに出かけて坂道を上り下りするように心がけている。

O：脈は腎虚。
★かすれていた声が澄んで清音となって来た。

A：このまま、同じ治療をしつつ経過観察する。秋口の寒邪に備える。

P：治療は同様。

第5診：2008年9月10日
　S、O：自他ともに良、PSも10分の1で維持。

第6診：2008年11月7日
　S：10月中は調子が良かったが、寒くなったためか就寝時に咳き込み目覚めることが多くなり、日中も痰が出る。
　O：PSは10分の2か3。
　　脈：肺腎虚。頸肩背部の緊張が強くなっている。
　P：従来のリラクゼーションに加え深呼吸法を指導する。

第 7 診：2009 年 1 月 9 日

　Ｓ、Ｏ：喘息発作、痰の喀出はほとんどなく調子が良い。ＰＳは 10 分の 1、腎虚。

　Ａ：ほぼ安定している。寒気に留意して自己管理するよう指示する。

第 8 診：2009 年 5 月 8 日

　Ｓ、Ｏ：自他ともに改善状況が、寒気にも順応し保持されている。ＰＳは 1。

　Ａ、Ｐ：ほぼ 1 年間の過ごし方も習得されて自己管理に努めるようになる。再発の兆しを感じたならば、悪化する前に来診することを伝えて治療を終了する。

　★　症状が再発してから（体調が崩れてしまってから）の再治療は改善までに長期間を要することを理解させる。早期であれば 1、2 回の治療で回復する。

「メモ」

第 15 章　めまいに対する鍼治療

1　眩暈(めまい)とは

　めまいは、高血圧症、低血圧症、貧血、自律神経失調症、メニエール症候群など様々な疾患に伴って起こることが多い症状の一つである。
　古典では、「眩暈」は、頭眩暈(かしら　くるめき、めくるめく)ともいわれる。眩は目が霞みちらちらすること、暈は頭が回る感じがするもののことである。また、
- **真眩暈**：頭暈して自分の体や周りの物体が回り、落ち着いて立っていられずに吐き気を感じるもの。
- **目　眩**：目が霞んで頭暈するもの。
- **眩　冒**：ぼんやりして頭が重く、目が霞んだり目がチラチラするもの、などとも表現されて来た。

2 眩暈の原因

岡本一抱の『万病回春病因指南(まんびょうかいしゅんびょういんしなん)』の眩暈の項に、
「眩暈は気の上(かみ)にありて、下(くだ)らざるに生ず。その因、数種あり。…… 曰く、眩暈の因二種あり。下(しも)なるもの下(しも)より上(のぼ)りて下(くだ)らざるによるものあり。上(かみ)なるもの、上(かみ)にありて下(くだ)らざるによるものあり…。」

また、同じく諸気の項の冒頭には、
「人は、気中に生じて気をもって主とす。たとえば、魚の水中に生じるがごとし。ゆえに気動、巡して逆なきときは諸病なくして長命なり。気動、ひとたび逆するときは諸(もろの)疾(やまい)これより発して、気すでに絶するときは命、絶す。」
と、気の動きが大切であることを説いている。

眩暈の証も、体の上、頭部の気の滞りが原因で発症するそれには二通りあり、
　一つは、身体の下方から上昇して下らないために、
　一つは、頭部にはじめから集まり下らない
いずれも気が上に集まり巡行しないため発するものである。

本郷正豊の『鍼灸重宝記(しんきゅうちょうほうき)』「針灸(はりきゅう)諸病の治例(ちれい)」の眩暈には、
「諸諸(もろもろ)の眩暈は、みな肝に属す。風邪、上(のぼ)り攻(せ)め痰(たん)塞(ふさ)がりて、めまいをなし、あるいは気虚、失血、あるいは、陰虚火動(いんきょかどう)みなよく此証(このあかし)をなす」
と。眩暈の病因は風邪によって、その邪が上り攻めて痰がふさがりなすものと、気虚によるもの、失血によるもの、陰虚火動によるなどによって発するのである。即ち、気の滞りを起こすものには、

主に、内風（気血の滞りや筋脈の栄養不足から体内に発生する風邪に似た性質を持つもの）として捉え、さらに、悪血による血暈(けつうん)や水滞による水暈などが深く関係する証と見なしている。

　これらが気動を乱す因には、風のような外邪、感情が度を過ごす七情の乱れ、身体虚弱に関わる血虚、水に関わる腎虚などの五臓の虚が上げられる。風や火の邪は動揺の性質があり、痰は水（津液(しんえき)）で、もともと動きにくいもので有るが痰が溢れると気を塞いで動揺しやすくなる。虚は弱い状態であるから動きやすく、気は陽体で動きを主る。

　従って、「眩暈は肝に属する」とは、様々な因で生じる眩暈は各五臓に関わっているが、肝は血を臓することと、風邪や目は木(もく)であり、風が波立たせるように風邪は良く動き、目は肝の五根である。これらのことから、身体の動揺の証は肝木(かんもく)の主病と捉えるのである。

3　眩暈の分類

　眩暈を発する因によって風暈・熱暈・痰暈・気暈・虚暈・湿暈と分けられるが、以下にまとめて示す。

1．血虚生風タイプ

　胃腸虚弱や慢性病などが原因で気や血が不足すると、頭部の循環が十分に与えることができなくなりめまいが表れる。治療には、胃腸機能を強化し、気と血を補っていく。

　★　主な症状：めまい、貧血、顔色が青白い、疲れやすい、食欲不振

2．肝陽上亢タイプ
　精神的ストレスなどで、肝気の流れが滞り熱に変化すると、風の性質を持つ肝陽が上昇してめまいが起きる。治療には身体の熱をさまし、陽を鎮めるように行う。
　★ 主な症状：めまい、不眠、ほてり、口の渇き、倦怠感

3．悪血タイプ
　食事の不摂生などで血の質が悪くなったり、ストレス・寒さなどが原因で体の血液循環が悪くなると、悪血（うっ血状態）を生じ、頭部に栄養が届きにくくなりめまいが生じる。治療には血の質を改善するとともに、血液循環を促し悪血を解していく。
　★ 主な症状：めまい、頭痛、肩こり、固定性の痛み、シミができやすい

4．水滞タイプ
　食事の不摂生やストレスなどで、胃腸機能が低下すると、水分の吸収や排泄が悪くなり、血や身体に余分な水分がたまり、気・血の流れを阻害し、頭部に湿の鬱滞を起こしてめまいを起す。治療には、胃腸の機能を強化し余分な水分を体の外に出していく処置をとる。
　★ 主な症状：ぐるぐる回転性のめまい、食欲不振、尿が少ない、下痢しやすい

4 鍼灸治療法

メニエール病のように「回転性のめまいと耳鳴」機能性疾患による「めまい」は適応する症状である。心理的ストレスや肉体的過労が体調を崩して発症することが多いので、全体状態の改善と局所的処置として本治・標治を行う。めまいは様々な臓腑経絡の変調として表れるが、主として肝経の指定症状である。

いずれにしても、血毒または水毒によること多岐によるが、以てこれを駆逐(くちく)すれば改善しうるものである。

1．全身状態の改善

全身状態の改善のために本治的処置に加えて、局所的な補法刺鍼(ほほうししん)を行う。

天柱、肩外兪、大椎、膈兪、肝兪、痞根(ひこん)（阿是穴(あぜけつ)）、三焦兪、手足の三里および蠡溝（肝経）など穴から選択する。

2．局所取穴

局所の取穴としては百会、上星、風池、肩井、天容、聴宮などの穴へ補的刺鍼する。

3．併用療法

微温による入浴、灸法、按摩法などの併用もリラクゼーションに有効である。

4．一般的注意事項

① 適度な生理的疲労とリラクゼーション状態を得るために歩行、気功など日常の軽度な運動を指示する。

② CMIの検査（自律神経症・神経症テスト）では3タイプの者が多く見られることから、治療あるいは普段の生活において心理的対応が必要である（カウンセリング・マインド）。

③ 節度ある生活指導・助言。

過労、夜更かし、排便、食事時間などへの注意。

④ 刺激的な飲食物、嗜好品を避ける。

5　良性発作性頭位眩暈症（BPPV）について

日常遭遇する眩暈を訴える患者の中で比較的多い本疾患について概説する。

1．良性発作性頭位眩暈症とは

寝返りした時や床から起きた時、あるいは坐位で上や下を向いた時など、頭の向きを変えた時に起きる眩暈を「頭位性眩暈」といわれる。良性発作性頭位眩暈症と呼ばれる疾患は眩暈を起こす代表的なもので、専門医を受診する患者の半数に及ぶといわれ、診断には頭位変換眼振検査が必須となる。

人の平行感覚をつかさどる前庭感覚器は内耳にあり三半規管と2つの耳石器からなる。三半規管の受容器をクプラ

と言うが、三半規管は頭の回転運動を感知し、耳石器は重力や直線加速を感知する。

かつては内耳の耳石器や中枢神経の障害が疑われていたが、三半規管の感覚細胞（クプラ）に耳石のような物質が沈着している所見（クプラ結石症）が見られて以来、三半規管障害説が定着していた。最近では耳石は感覚細胞に沈着しているのではなく、むしろ三半規管（カナル）の中を浮遊しているとするカナル結石症が問われている。この浮遊した物質を三半規管から排出させる種々の理学療法の効果が実証されるとともに、現在では大半のものがカナル結石症で発症していると言う考えが有力となってきている。

この耳石は、耳石器から脱落した耳石とする説がある。耳石の脱落の原因としては、頭部外傷による衝撃や他の内耳疾患などが起因するケースがあるが、半数以上は原因不明である。高齢者や女性に多い疾患であることから、加齢による退行変性やホルモンの影響なども関与しているともいわれている。

２．症状

回転性の眩暈が発作的に突然発症する。眩暈は夜中に寝返りを打った時などに起きることが多い。1回の眩暈発作は頭の動きを止めれば数十秒で治まり、僅かに頭部を動かすと目がまた回り再発する。眩暈は激しい回転性であることや「ふわふわする」と言う不安定感が一般的で、後ろに引っ張られるような縦方向の回転が特徴的であるが、横方向の場合もある。

3．診断

　問診で眩暈の症状が頭位性眩暈であることが確認されれば、まず本症を疑う。そして頭位変換眼振検査で典型的な垂直回旋混合性眼振が認められれば診断は容易である。

　聴力は正常であることが原則であるが、難聴を伴う突発性難聴など耳疾患に続いて良性発作性頭位眩暈症が発症することもしばしばあるので、難聴や耳鳴りがあるからといって本症とは異なると言うことはできない。また、どの疾患による眩暈でも一般に頭位変換によって悪化する傾向があるので、眩暈が本当に頭位性なのかどうか注意する必要も大切である。

　本症における典型的な頭位変換眼振には特徴があり、中枢の障害による悪性発作性頭位眩暈症との鑑別が重要とされるので、診断に際しては眩暈の専門医による眼振所見の正確な評価と、場合によっては頭部MRIなどの検査が必要となるため専門医の受診を勧めて鍼治療に入ることが肝要である。

4．典型的なケース

　典型的な良性発作性頭位眩暈症は、片方の耳に3つある半規管のうちでもとくに後半規管の障害によって起こると考えられている。残りの水平半規管や前半規管の障害による良性発作性頭位眩暈症も考えられる。水平半規管型の頭位眩暈症では眼振は水平性となり、とくに寝返りを打った際に横方向の強い回転性眩暈が現れるとされている。

5．理学的操作法（参考に診断と治療法を紹介する。）

　BPPVの診断はDix-Hallpike Test（ディックスホールパイクテスト）である。このテストでは患側が下になった場合のみ眩暈がおこる。そして体動によって眩暈が増悪し、時間経過とともに消失する。患側が上の場合はクプラが、ストッパーになり眩暈は誘発されない。治療はEpley法（エプレイ法）である。これは遊離した耳石を三半規管を巡らせて前庭に再配置させる方法である。成功すれば眩暈の根治となるが急性期では悪心、嘔吐を誘発するので行わない方がよいといわれている。よく訓練された者が行えば80％は根治可能であるが3回ほど行っても改善が見られなければ専門医に相談するべきである。

　前庭神経炎はBPPVと異なり1か月ほど眩暈が持続するのが特徴であるが初回の大発作時に受診した場合BPPV様の経過をとることも知られているため、必ず後日耳鼻科の受診を勧めることが重要である。ディックスホールパイクテストは、まず一方向に45度首を傾け上体を仰臥位にする。この時、患側が下になっていれば眩暈が誘発される。エプレイ法は、患側に45度首を傾け仰臥位をとる。首を更に下へ45度傾け、頭部を支えながらゆっくりと反対方向に回す。眩暈の消失を待ち、逆方向に90度寝返りをうたせ側臥位とし、そのまま上体を起こす。

6．良性発作性頭痛位眩暈症（BPPV）の症例
（1）症例

患者：女性、62歳、調停員。

初診：2009年8月25日

初診時主訴：帯状疱疹の後遺症で右耳の高音域聴力減退と高音性耳鳴、喉頭右側と右眼周囲の違和感、文字を見ると疲れ感が強い、吐き気があり、食欲がない。

現病歴：右外耳道内に帯状疱疹（たいじょうほうしん）で7月15日から16日間入院、7日間高圧酸素療法、右側頸部の低周波療法および薬物投与を受ける。

第2診：2009年9月1日

　鍼治後は主訴症状は軽くなるが、5日前に駐車中右後ろから追突される（車のバンパーが歪（ゆが）む程度）。翌日から頭がふわふわする眩暈が出現する。専門医の受診をすすめる。

第3診：2009年9月8日

　ふわふわ感は継続。4日に耳鼻科を受診、右視力0.5、左正常。眼振変換検査では右回旋で眩暈を発し（垂直回旋眼振）で一側方注視眼振で右をみても左をみても右に眼振する。内耳振盪障害といわれる。

第4診：2009年9月15日（BPPVとして事実上第1診）

　耳鳴は軽減、静寂時に気になる程度。眩暈は台所で料理や電話で話中に強くなる。頭を左右に動かすためか。良性発作性頭位眩暈症と診断される。

（2）BPPVとして

第1診：2009年9月15日
　　（以下、BPPVの治療経過を示す）。
　S：患者の主観
　O：術者の他覚
　A：評価・考察
　P：治療計画

　S：耳鳴りは静寂時に気になる程度に減弱。体のふわふわ感は坐位でも感じる。眩暈は台所での料理時や電話で話中に強くなる。
　O：受話器を持った姿勢で頭を左右に動かすと眩暈は強くなる。耳鼻科で良性発作性頭位眩暈症と診断される。仰臥位から右を下に寝返りをうつと眩暈が増悪する。
　A：7月に発症した帯状疱疹に伴う愁訴の食欲不振、はきけ、耳鳴などは解消しつつあったものが、8月末の追突事故によってBPPVが誘発されたものと思われる。
　P：低血圧傾向による上熱下寒（上半身が熱し足部が冷える）、腹部所見では腹部全体の落ち込みと冷え、臍上の拍動を触知する、また食欲がなく軟便であることから、脈証に合わせて脾虚腎虚として本治を行う。後に主訴症状に対して補法的軽微な刺鍼を試みる。（前述の鍼治療法を参照）

第2診：2009年9月22日
　S：午前中に額からこめかみが気になる。3時間程度しか眠れなく熟睡感がない。
　O：両側頭部が締め付けられるような違和感。動作作業

後に強くなる。
A：神経症、鬱症傾向が診られる。低血圧(けつ)症。
P：カウンセリングと1日20〜30分程度の軽度な歩行を指導する。

第3診：2009年9月29日
S：3日前1時間余りデパート内を散策。朝夕2回30分ほど歩行している。
O：仰臥位で頭部右方向で眩暈を発症する。左方向は軽減。
A：経過は緩徐であるが症状軽減に向いていることからドーゼ（治療量）は変えずに継続。（良方向の時にはドーゼは増やさない）

第4診：2009年10月6日
S：仰臥位での頭部移動では眩暈は出現しなくなる。うなずく動作、頭部前屈で発症。
O：耳鼻科での眼振検査は陰性となる。

第5診：2009年10月20日
S：一昨日、友人とレストランで食事、ギターアンサンブルの発表会も順調に終わる。台所での家事で頭が下がる時に眩暈が目立つ。側頭部の締め付け違和感は読書など集中しなければ気にならない。
O：仰臥位から右を下にして腹臥位をとる時に眩暈が強く現れる。坐位での頭部前屈で眩暈が起きるが、左右側屈、左右水平回転では問題はなくなる。不眠も解消。

第6診：2009年10月27日
　A：症状は軽減傾向にあることから、これまでの生活状態を継続するよう指示する。

第7診：2009年11月17日
　A：3週間あいたためか再発傾向。側頭部が真綿で締め付けられる感が強いと言う。

第8診：2009年11月24日
　S：ふらつき感はあるが、頭部の締め付けはなくなる。

第9診：2009年12月8日
　S：先週に大腸ポリープ7個を摘出。本日、耳鼻科では大きな耳石は消失したが、細かいものが残っているとの診察結果を得た。
　P：エプレイ法を試みる。術後は良好。

第10診：2009年12月15日
　S：台所の家事、電話での応対、仕事の書類を見ても眩暈は発症しない。
　O：寝返りでも同様。エプレイ法が特に有効であったか。

第11診：2009年12月22日
　S：調停の仕事を引き受けようかと言う。
　A：身体のふわふわ感、頭部の締め付け違和感は訴えているが、仕事に復帰出来そうと眩暈への恐怖心がとれ

自信が出て来たようである。

第12診：2010年1月5日
　S：年末から新年の忙しさのためか、10日ほど調子が悪かった。二日ほど前から改善して来て本日は良好である。来週から仕事をすると言う。
　A：調停と言う神経を使う仕事であるので、単純な事例から入るよう指示する。

第13診：2010年1月12日
　S：身体のふわふわ感は坐位では消失、歩行など移動時にのみ発症。人と1時間対話しても眩暈や締め付けの感じは起こらなかった。調停面談をしたが症状の増悪はなかった。来週から週2・3回に増やすと言う。
　O：第3頚椎、第4頚椎間での左への変形がとれて患部周囲の緊張はかなり消失。
　A：耳石からの刺激はほぼ消失し、BPPVは改善。上部頚椎部からの因でのものと考えられ、頚性眩暈が残っていると思われる。

第14診：2010年1月26日
　S：整形外科で頚性眩暈といわれる。X線検査では第5・6頚椎間がやや狭いと言う。頚椎牽引法を受ける。
　A：医院からは連日通院するようにいわれたが、本人は不安を感じて相談する。頚部周囲の軟部組織を温熱やマッサージで緩めてから軽度の牽引をしてもらうようにすることと違和感があれば中止する。良くなると色

々治療をしたくなるが強度の施術は避けることの大切さを助言する。

第15診：2010年2月16日

S：歩行時、立位でのふわふわ感はほぼ消失。治るような気がすると言う。

O：神経症の不安感がなくなる。仕事も順調に復帰出来ている。「自己を取り戻した」と言うが、カウンセリングで言う自己実現状態に回復したものと思われる。「再発の兆(きざ)しを感じたならば早めに再診をすること」を告げて本日で治療を終了する。

参考図書

1	田代三喜	朱子学	465～1537年
2	曲直瀬道三	朱子学	507～1594年
3	李　東垣	李朱医学	1180～1251年
4	朱　丹渓		1281～1358年
5	吉益東洞	万病一毒論	1760年
6	菅沼周桂	鍼灸則	1766 年
7	岡本一包	鍼灸抜粋大成	1698 年
8	〃	万病回春病因指南	1730 年
9	本郷正豊	鍼灸重宝記綱目	1718 年
10	〃	鍼灸重宝記	1718 年
11	葦原検校英俊	鍼道発秘	1831 年
12	厚生労働省	糖尿病実態調査	2002 年
13	坂井豊作	鍼術秘要	1865 年
14	CMI健康調査表	理療科実習の手引き	1995 年
15	和久田哲司	鍼灸手技療法史に関する研究	2008 年

主な著書
　ケルロッグ氏マッサージ学　監修　　1994年
　鍼灸・手技療法史に関する研究　　　2001年

著者略歴
　昭和18年　　静岡に生まれる
　昭和43年　　東京教育大学特設教員養成部卒業
　平成 9年　　筑波技術短期大学　勤務
　平成17年　　筑波技術大学教授、文学博士
　平成19年　　筑波技術大学定年退職
　現在　　　　財団法人杉山検校遺徳顕彰会会長

古典に学ぶ鍼灸臨床
２０１２年３月１日　初版発行
著者　　和久田哲司
編集　　桜雲会
発行者　社会福祉法人桜雲会
発行所　社会福祉法人桜雲会
　　　　〒169-0075 東京都新宿区高田馬場4-11-14-102
　　　　　　電　話　　03-5337-7866
　　　　　　ＦＡＸ　　03-6908-9526
　　　　　　振替口座　00190-0-129660
　　　　　　メール　　ounkai@nfty.com

印刷・製本　社会福祉法人　桜雲会
ISBN978 -4-904611-17-3

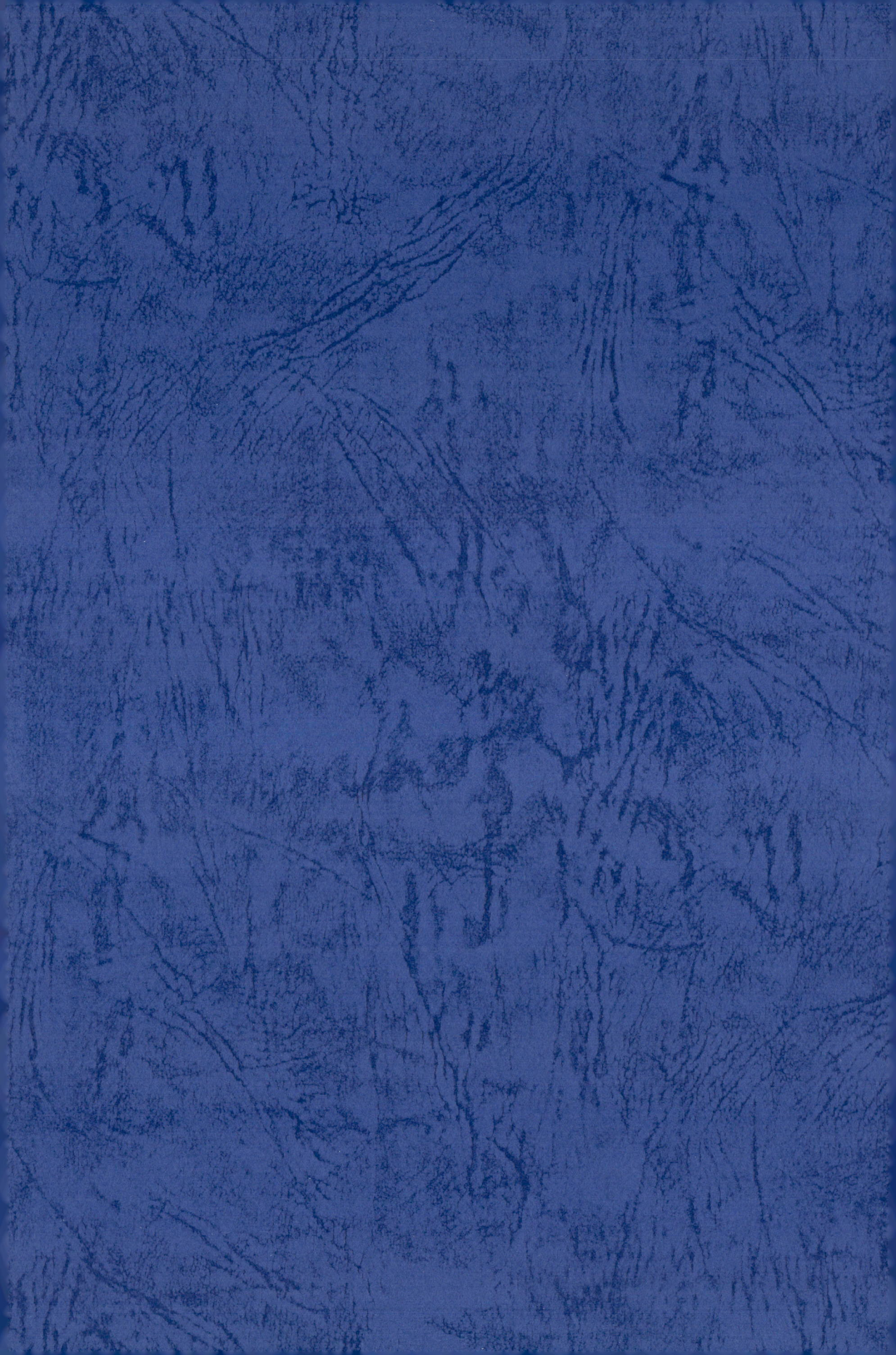